U0188802

Critical

ECG

Electrocardiogram

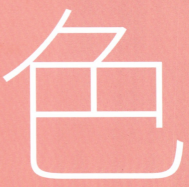

彩色

Electrocardiogram

心电图危急值图谱

主　审　宋耀明

主　编　钟杭美　耿召华　孔令秋

中国科学技术出版社

·北　京·

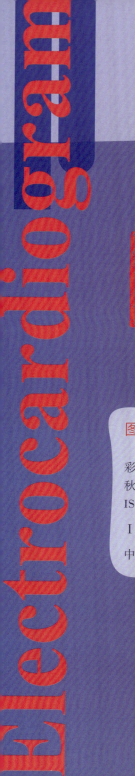

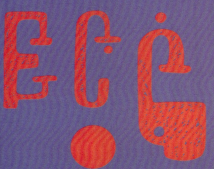

策划编辑：郭仕薪　孙　超
责任编辑：孙　超
装帧设计：佳木水轩　11m 数字出版
责任印制：徐　飞

图书在版编目（CIP）数据

彩色心电图危急值图谱 / 钟杭美，耿召华，孔令秋主编 . -- 北京：中国科学技术出版社，2025. 1.
ISBN 978-7-5236-1112-8

Ⅰ . R540.4-64

中国国家版本馆 CIP 数据核字第 202435ZX45 号

Electrocardiogram

出　　版	中国科学技术出版社
发　　行	中国科学技术出版社有限公司
地　　址	北京市海淀区中关村南大街 16 号
邮　　编	100081
发行电话	010-62173865
传　　真	010-62179148
网　　址	http：//www.cspbooks.com.cn
开　　本	710mm×1000mm　1/12
字　　数	59 千字
印　　张	9
版　　次	2025 年 1 月第 1 版
印　　次	2025 年 1 月第 1 次印刷
印　　刷	北京盛通印刷股份有限公司
书　　号	ISBN 978-7-5236-1112-8/R·3371
定　　价	98.00 元

（凡购买本社图书，如有缺页、倒页、脱页者，本社销售中心负责调换）

主　编

钟杭美
重庆松山医院心血管病医院主任技师
· 重庆市医学会第二届心脏功能无创技术分会主任委员
· 重庆市社会医疗机构协会第一届心电学分会主任委员
· 中国医药生物技术协会心电学技术分会副主任委员
· 中国医药教育协会心电学专业委员会副主任委员

耿召华
重庆松山医院心血管病医院主任医师
医学博士，硕士生研究生导师
· 重庆市社会医疗机构协会第一届心血管分会主任委员
· 全军第十届科委会保健医学专委会委员
· 国家卫计委介入培训基地培训导师
· 中国医师协会心力衰竭专委会委员

孔令秋
成都中医药大学附属医院心内科副主任
医学博士，副主任医师
· 中国 CTO 老伙计俱乐部成员
· 中国冠状动脉慢性闭塞病变介入治疗俱乐部成员
· 中国心血管医生创新俱乐部宣传部执行部长
· 中国超声心动图学会理事

主　审

宋耀明
原陆军军医大学第二附属医院心内科教授
重庆松山医院心血管病医院院长
主任医师，博士研究生导师
· 中华医学会心血管分会介入学组委员
· 中国心功能协会委员
· 全军心血管病专业委员会委员
· 全军介入专委会委员

副主编　　陈国才　狄欣欣　胡建波
　　　　　　刘春燕　秦培强　汪昌坤

编　者（以姓氏汉语拼音为序）

□ 陈国才
重庆松山医院

□ 成　力
重庆松山医院

□ 代　玲
重庆松山医院

□ 狄欣欣
中国科学技术大学附属第一医院

□ 耿召华
重庆松山医院

□ 郭邵鹏
重庆松山医院

□ 胡建波
重庆松山医院

□ 孔令秋
成都中医药大学附属医院

□ 李永莲
重庆松山医院

□ 刘春燕
重庆松山医院

□ 罗国琳
绵竹市人民医院

□ 买合木提江·买苏木
重庆松山医院

□ 秦培强
新疆维吾尔自治区人民医院布尔津分院

□ 谭亚军
重庆松山医院

□ 涂为民
重庆松山医院

□ 汪昌坤
衢州市中医医院

□ 王志远
郑州大学第一附属医院

□ 魏海燕
重庆松山医院

□ 吴红光
香港大学深圳医院

□ 吴丽娟
重庆松山医院

□ 肖　磊
长沙市中核康复医院

□ 张茂山
重庆松山医院

□ 张　田
重庆松山医院

□ 张源萍
重庆松山医院

□ 张　宇
重庆松山医院

□ 钟杭美
重庆松山医院

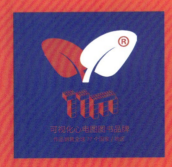

Electrocardiogram

内容提要

　　心电图能够快速筛查一些严重威胁患者生命安全的心血管疾病和内环境紊乱，为及时制订诊疗决策提供依据，有利于争分夺妙的救治患者，尽可能地挽救患者的生命。本书涵盖了常见危急心电图的特征、核心鉴别诊断和临床知识要点，内容深入浅出，插图制作精美，版式轻快活泼，能够帮助高年级医学生、规培医生、住院医师、临床医护人员等快速掌握危急心电图的重点知识，亦可作为各级医疗单位的心电图培训用书。

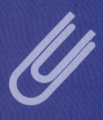

序

21 世纪以来，一些全球顶级的医学期刊，如 *Circulation*、*JMAM*、*JACC* 等纷纷创建了心电图病例栏目，标志着心电图再次引发临床关注和应用热潮。2023 年，AHA 和 ACC 等学术机构颁布的急诊胸痛患者诊疗指南，首次总结了各种急性冠状动脉综合征的心电图特征，足见临床医学对心电图的重视程度。此外，众多基础和临床研究为心电图注入了诸多新的内容，一些被长期忽视的心电图现象或认为不重要的心电图改变，已被证实是患者心电不稳或病情危重的标志。

然而，在临床实践中，很多年轻医生，甚至是心血管病、急诊医学和重症医学的专业医生都无法熟练掌握危急心电图的诊断。实际上，任何一门课程的学习都有从简单到复杂、从生疏到熟稔的积累过程。但是，心电图的学习也是有技巧和方法可循的，一些危急心电图都有固定的模式，只要符合核心模式，无论波形如何变化，都能肯定诊断。

为了帮助年轻医生、基层医生和心电图初学者更好地学习危急心电图，我们组织本院及国内部分专家、临床一线医生共同编写了《彩色心电图危急值图谱》，通过集中介绍危急心电图现象和心律失常，让读者能够对危急心电图有基本的认识和了解，让临床医护人员能够在短时间内重点学习危急心电图知识。这是我们第一次尝试编写专科心电图图谱，本着实用易学的目的，首版选图为目前心血管医学和急诊医学常见的危急心电图。由于临床医学在不断发展，本书内容恐有疏漏或欠妥之处，敬请各位读者不吝赐教，待重印时完善、总结。

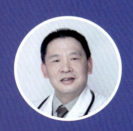

宋耀明

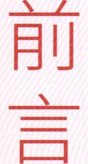

前言

心电图问世已超百年，迄今已成为各级医疗单位应用最为广泛的检查项目之一。临床医护人员不仅能够利用心电图诊断疾病、指导治疗，还能够利用一些特定的心电图改变评估预后。医护人员正确识别心电图，不仅能够第一时间对患者进行诊断，做好急救准备，还有助于医患沟通，进而了解疾病对患者的影响。

一些心血管疾病严重威胁患者的生命安全，医护人员需要在短时间内了解患者心脏的情况。心电图作为诊断工具，能够为医护人员快速、准确地提供患者心脏电学信息，帮助他们了解患者即将面临的种种风险。因此，临床医护人员必须具备判读危急心电图的能力。

遗憾的是，目前尚无危急心电图的专家共识或国际指南。现有的判读标准仍然基于经验，缺乏科学的认识。为此，我们参考现有国际心电图指南、心血管病诊疗指南和相关文献，编写了这部《彩色心电图危急值图谱》，以期能为临床医护人员了解危急心电图提供参考。

本书力求经典，内容突出，涉及核心标准和重点鉴别，辅以大量临床数据说明，使读者"知其然，知其所以然"。

为了让读者获得更好的阅读体验，本书按照插画本形式编排，文字简明扼要，图片制作精美，辅助信息生动，不仅适合临床医护人员快速学习危急心电图，还适合各级医疗单位用作心电图教学和培训用书。本书编者众多，加之语言表述风格各有不同，恐有欠妥之处，请读者不吝赐教，以便再版时修订。

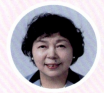

钟杭美

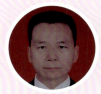

耿召华

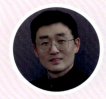

孔令秋

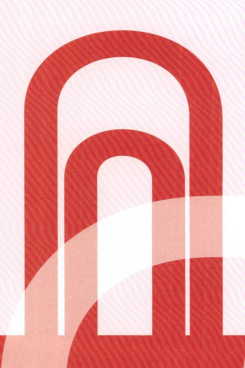

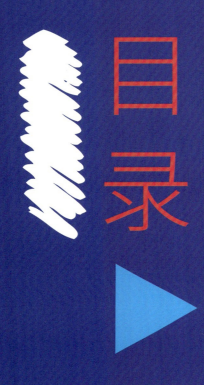

目录 ▶

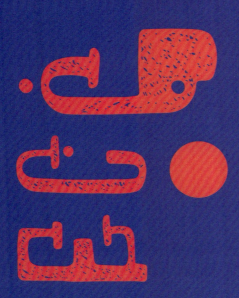

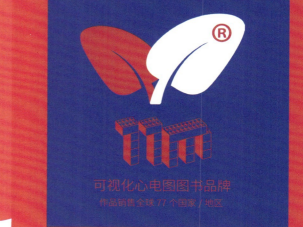

可视化心电图图书品牌

作品销售全球 77 个国家／地区

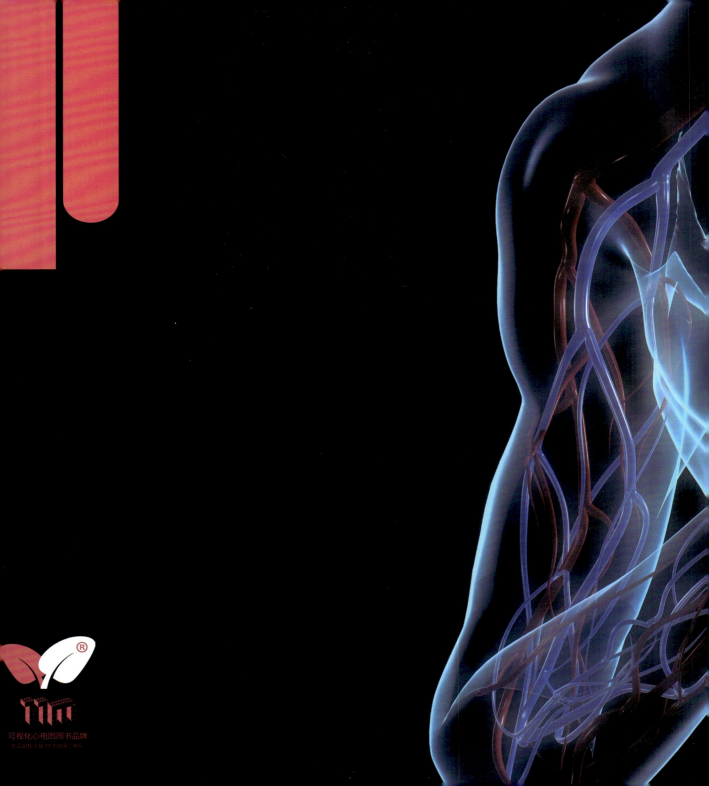

可视化心电图图书品牌

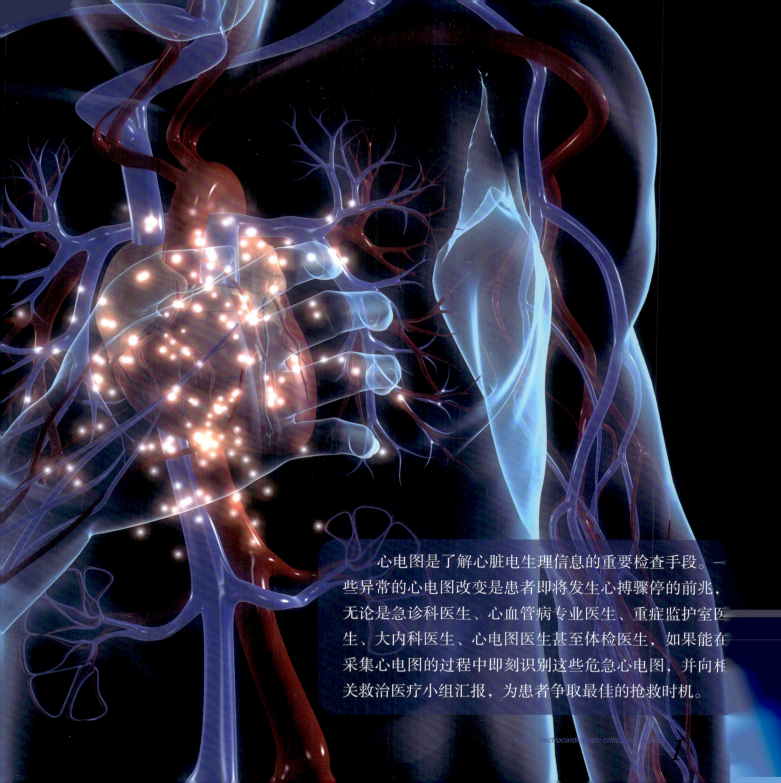

心电图是了解心脏电生理信息的重要检查手段。一些异常的心电图改变是患者即将发生心搏骤停的前兆，无论是急诊科医生、心血管病专业医生、重症监护室医生、大内科医生、心电图医生甚至体检医生，如果能在采集心电图的过程中即刻识别这些危急心电图，并向相关救治医疗小组汇报，为患者争取最佳的抢救时机。

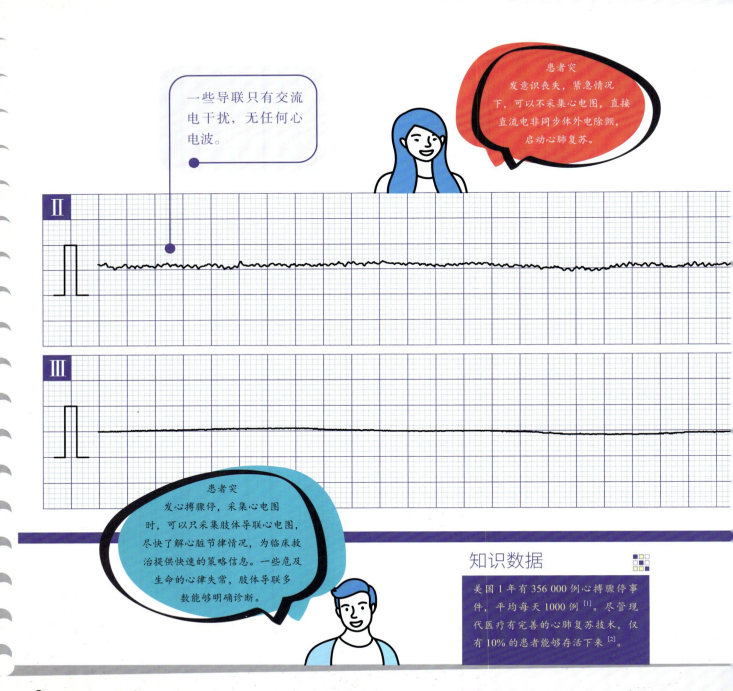

一些导联只有交流电干扰，无任何心电波。

患者突发意识丧失，紧急情况下，可以不采集心电图，直接直流电非同步体外电除颤，启动心肺复苏。

患者突发心搏骤停，采集心电图时，可以只采集肢体导联心电图，尽快了解心脏节律情况，为临床救治提供快速的策略信息。一些危及生命的心律失常，肢体导联多数能够明确诊断。

知识数据

美国1年有356 000例心搏骤停事件，平均每天1000例[1]。尽管现代医疗有完善的心肺复苏技术，仅有10%的患者能够存活下来[2]。

全心停搏

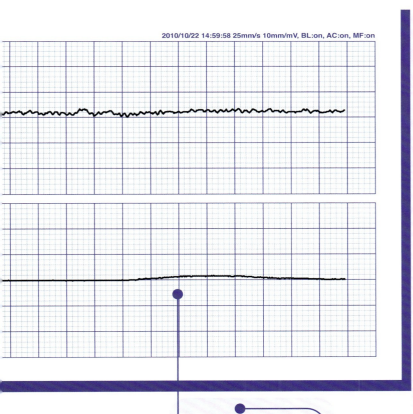

2010/10/22 14:59:58 25mm/s 10mm/mV, BL:on, AC:on, MF:on

P-QRS-T 波消失，无任何心电波，只有心电图基线。

全心停搏是心搏骤停的第一种模式，也是一种紧急医疗情况，如果不及时治疗，患者通常在数分钟内死亡。

当你的患者发生以下情况时，可能出现了心搏骤停。

□ 突然跌倒并失去知觉。

□ 呼吸停止、无效呼吸或呼吸困难。

□ 对喊叫或摇晃等外界刺激无反应。

□ 没有脉搏。

□ 若是院内已经接受心电监护的患者，心电波消失，血压骤降为0/0mmHg。

无论哪种模式的心搏骤停，患者生命都危在旦夕。

无脉性电活动

　　无脉性电活动是指心脏内存在有组织或部分有组织的电活动，但没有可触及的脉搏[2]。

　　无脉性电活动是心搏骤停的第二种模式，尽管心脏存在电活动，心室却不能组织有效收缩，不能有效地泵血以维持机体灌注，患者循环崩溃。

　　病理生理上，无脉性电活动是心肌电学和力学分离的特殊情况，表明在极端条件下，心肌收缩能力的丢失先于电学能力的丢失，而电学能力先于力学能力丢失的情况在临床上则不存在。

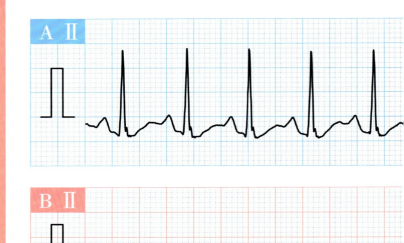

部分有组织的电活动，QRS-T波宽大畸形，常见于临终患者。这种类型的无脉性电活动容易诊断。

有组织
的心脏电活动很容易令人
迷惑，但患者脉搏消失，心音消
失，血压下降为 0/0mmHg 应考
虑无脉性电活动。

无脉性电活动强调患者的脉搏丢失，心脏节律可以是任何有组织的电活动，如窦性心动过速、窦性心动过缓、房性心动过速、心房颤动、阵发性室上性心动过速、交界性逸搏心律、室性逸搏心律、室性心动过速、加速性室性自主心律等。

2004/01/22 09:22:15 25mm/s 10mm/mV, BL:on, AC:on, MF:on

2014/01/20 12:31:24 25mm/s 10mm/mV, BL:on, AC:on, MF:on

QRS 波越宽，心肌组织收缩的能力越差。临终患者可以观察到 QRS 波时限不断延长，直至停搏。

临床上，
无脉性电活动和脉搏不能扪及
是两种不同的情况，前者强调心肌收
缩消失，后者心肌存在收缩，但泵血量少
或外周动脉病变，导致心音和脉搏微弱，
难以察觉。

知识数据

大约 20% 的院外心搏骤停和 50% 的院内心搏骤停归因于无脉性电活动，生存率低于心室颤动[3]。

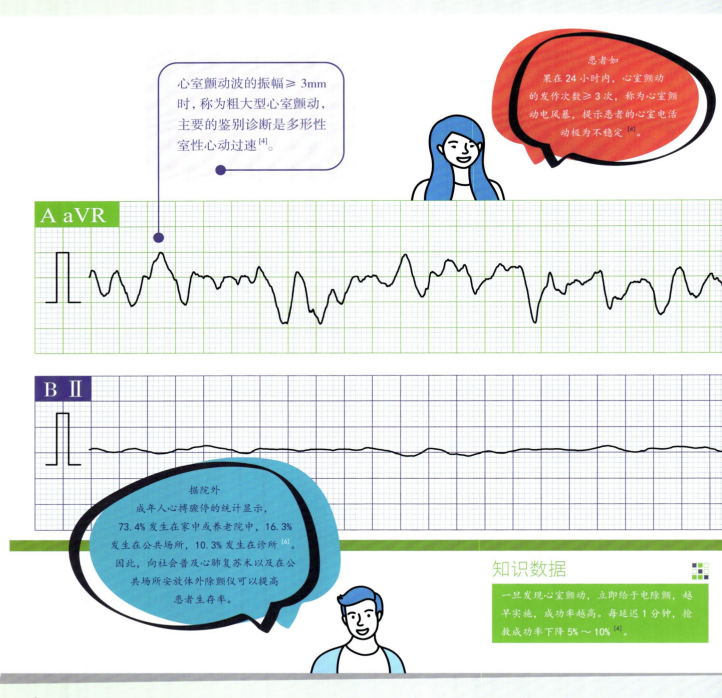

心室颤动波的振幅 ≥ 3mm 时，称为粗大型心室颤动，主要的鉴别诊断是多形性室性心动过速[4]。

患者如果在 24 小时内，心室颤动的发作次数 ≥ 3 次，称为心室颤动电风暴，提示患者的心室电活动极为不稳定[4]。

A aVR

B II

据院外成年人心搏骤停的统计显示，73.4% 发生在家中或养老院中，16.3% 发生在公共场所，10.3% 发生在诊所[6]。因此，向社会普及心肺复苏术以及在公共场所安放体外除颤仪可以提高患者生存率。

知识数据

一旦发现心室颤动，立即给于电除颤，越早实施，成功率越高。每延迟 1 分钟，抢救成功率下降 5% ～ 10%[4]。

心室颤动 3

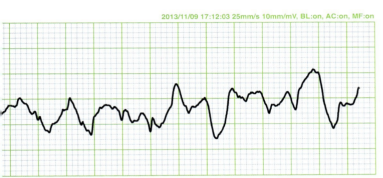

2013/11/09 17:12:03 25mm/s 10mm/mV, BL:on, AC:on, MF:on

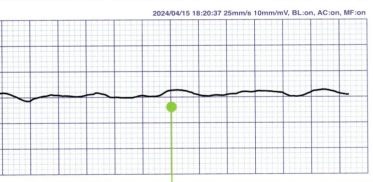

2024/04/15 18:20:37 25mm/s 10mm/mV, BL:on, AC:on, MF:on

心室颤动波的振幅 < 3mm 时，称为纤细型心室颤动，主要的鉴别诊断是全心停搏[4]。

心室颤动是心搏骤停的第三种模式，占心搏骤停的 70%，心室肌随机抽搐而不是以协调的方式收缩，心室无法泵血，因此被归类为心搏骤停范畴[4]。

心室颤动的心电图改变是心电图等电位线消失，P-QRS-T 波消失，代之以振幅和形态变化的纤颤波，频率 150 ~ 500 次 / 分[4]。

心室颤动患者生命危在旦夕，非同步直流电除颤是首选治疗措施。院外心室颤动患者的存活率为 17%，院内心室颤动患者的存活率为 46%，多数患者残留缺氧性脑损伤和神经功能障碍[5]。

耿召华 重庆松山医院

4 心室扑动

病理生理上，心室扑动是室性心动过速与心室颤动之间的一种过渡心律失常，极不稳定，如未及时发现和治疗，很快会蜕变为心室颤动，因此，临床心电图中心室扑动比心室颤动更少见。

心室扑动的心电图特点是等电位线消失，QRS 波和 T 波难以识别，QRS 波和 T 波整体表现为正弦波，频率150 ~ 300次/分[7]。

心室扑动患者的血流动力学不稳定，一旦发现，立即按心室颤动处理。

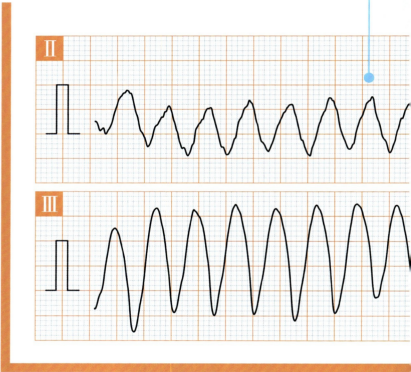

知识数据

大约20%的院外心搏骤停和50%的院内心搏骤停归因于无脉性电活动，生存率低于心室颤动[3]。

有时，在 12 导联心电图上，一些导联符合心室扑动特征，但另一些导联残存可识别的 QRS 波和 T 波踪迹，这种模棱两可的情况，优先诊断心室扑动，因为心室扑动是心室颤动的前兆心律失常。

危急重症患者的心电图若诊断模棱两可，优先按照从重原则诊断，让患者优先获得最高级别的生命救治，但也可能带来不恰当治疗的风险。

2015/04/28 12:28:29 25mm/s 10mm/mV, BL:on, AC:on, MF:on

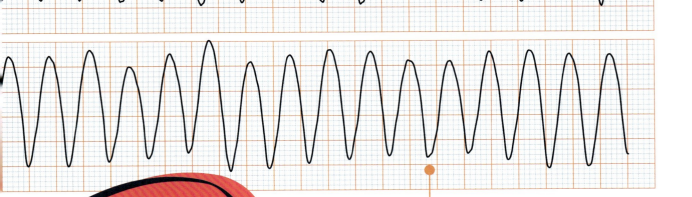

当室性心动过速的 1 个或多个导联出现正弦波特征时，要警惕室性心动过速已经蜕变为心室扑动，提前启动心肺复苏治疗。

心室扑动本质上也是一种单型性室性心动过速，由于心室率过快，无法区分 QRS 波和 T 波。

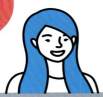

心电图诊断多形性室性心动过速的条件是基础 QT 间期不延长，包括 QT 间期正常和 QT 间期缩短。

仔细观
察图 A 和图 B，试着找一找，你能否找到形态保持相同的连续 5 个 QRS 波？尽管它们的形态变化多端，但快速除极的 QRS 波仍可识别，借此与心室扑动和心室颤动鉴别。

A V₃

B Ⅱ

多形性
室性心动过速的 QRS 波变化包括形态、振幅和时限的不断变化，由于存在多个室性兴奋病灶，心室率也是绝对不规整的。

知识数据

儿茶酚胺敏感的多形性室性心动过速，60% 的原因是心室肌肌质网的 RYR2 基因突变所致[12]。RYR2 是肌质网上负责释放钙离子的受体。

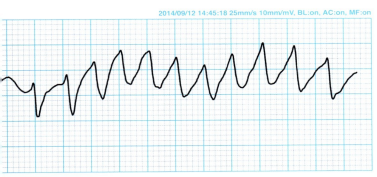

2014/09/12 14:45:18 25mm/s 10mm/mV, BL:on, AC:on, MF:on

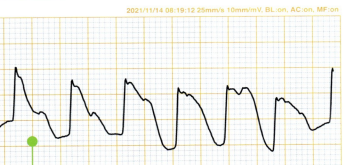

2021/11/14 08:19:12 25mm/s 10mm/mV, BL:on, AC:on, MF:on

多形性室性心动过速的频率一般在 100 ~ 280 次 / 分，心室率快速，心室收缩无序，患者很容易发生晕厥[11]。

　　多形性室性心动过速是一种恶性室性心动过速，QRS 波形态不断变化，要么自行终止（持续时间 > 6s 会引起患者发生晕厥），要么蜕变为心室颤动，从而导致心搏骤停[9]。

　　多形性室性心动过速强调室性心动过速的 QRS 波振幅、形态和时限不断变化，不会连续出现 ≥ 5 个相同的 QRS 波，提示心室内有多个室性心动过速起源病灶以及变化的心室激动顺序[10]。

尖端扭转型室性心动过速

QT 间期延长和不延长情况下，发生的多形性室性心动过速，治疗策略不同，因此，心电图给出了不同的诊断术语。

在 QT 间期延长的基础上发生的多形性室性心动过速称为尖端扭转型室性心动过速，心电图特征是室性心动过速通常在一次长—短周期序列中发作，常由一个 R-on-T 室性期前收缩诱发，QRS 波形态和振幅不断变化，QRS 波极性围绕心电图基线出现特征性的反复上下扭转。

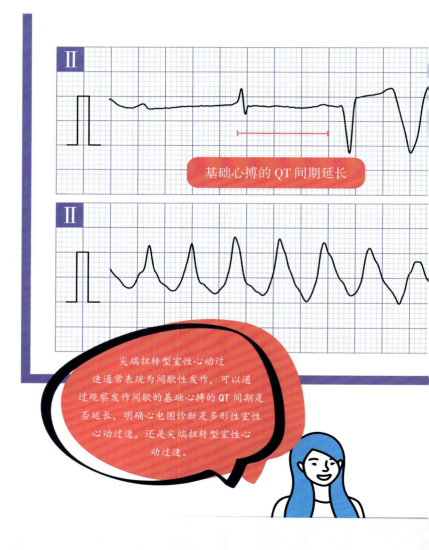

Ⅱ

基础心搏的 QT 间期延长

Ⅱ

尖端扭转型室性心动过速通常表现为间歇性发作，可以通过观察发作间歇的基础心搏的 QT 间期是否延长，明确心电图诊断是多形性室性心动过速，还是尖端扭转型室性心动过速。

注意观察本例多形性室性心动过速的QRS波极性（尖端）围绕心电图基线反复旋转，基础心搏的QT间期延长，诊断为尖端扭转型室性心动过速。

当QRS波的尖端和钝端的形态差异较大时，很容易区分QRS波极性的扭转，而当尖端和钝端的形态差异不明显时，有时很难区分QRS波极性的扭转。

2022/05/25 12:28:29 25mm/s 10mm/mV, BL:on, AC:on, MF:on

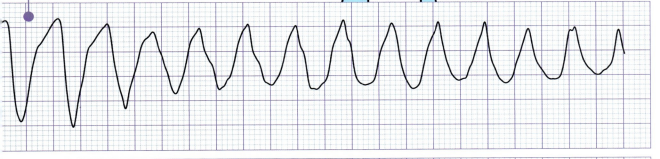

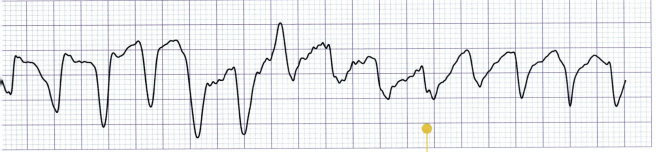

知识数据

当QTc > 500ms时，尖端扭转型室性心动过速的风险增加2～3倍[12]。这种心律可能会自发终止，也可能演变为心室颤动。

再次强调的是，长QT间期背景下发生的多形性室性心动过速必须诊断为尖端扭转型室性心动过速。

由于室内传导和导联轴投影的关系，双向性室性心动过速的特征有时不会在 12 导联同时出现，只要发现 1 个导联 QRS 波极性逐搏交替，就要警惕双向性室性心动过速的可能性。

两种形态的 QRS 波形态和极性逐搏交替，而不是像多形性室性心动过速一样多变。

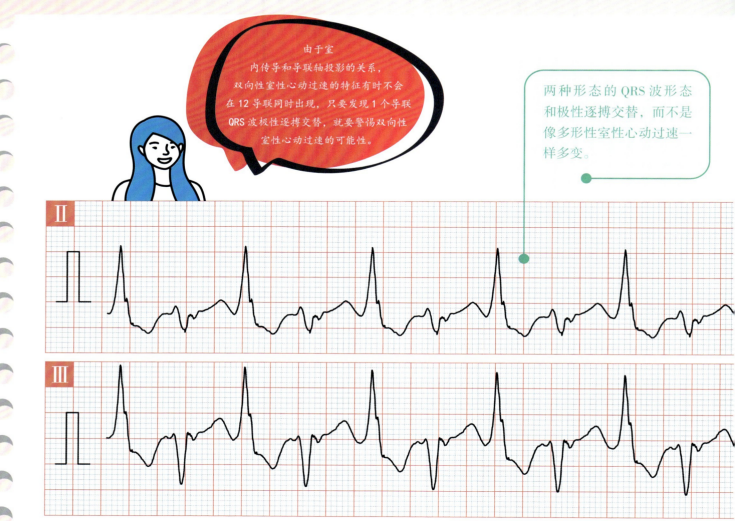

知识数据

7 型先天性长 QT 综合征又称为 Anderson-Tawil 综合征，临床表现为心脏电学异常（长 QT 间期）、低钾性周期性麻痹和特征性身体特征（并指畸形），其中 65% 的患者有室性心动过速，最多见的类型为双向性室性心动过速[15]。

双向性室性心动过速

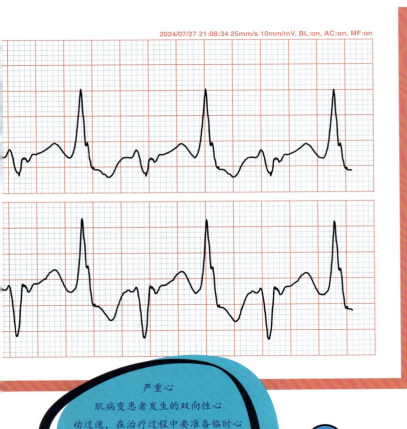

2024/07/27 21:08:34 25mm/s 10mm/mV, BL:on, AC:on, MF:on

　　双向性室性心动过速也是一种特殊类型的室性心动过速，在肢体导联中 QRS 波极性逐搏交替变化，常见于洋地黄中毒、儿茶酚胺敏感的多形性室性心动过速和严重的心肌损伤（缺血和非缺血原因，如暴发性心肌炎）。

　　一些双向性室性心动过速可以自行终止，而严重心肌病变的患者会很快蜕变为心室颤动，一旦发现，按多形性室性心动过速治疗。

　　严重心肌病变患者发生的双向性心动过速，在治疗过程中要准备临时心脏起搏器，因为此类患者的终末浦肯野纤维病变，有出现心搏骤停的风险。

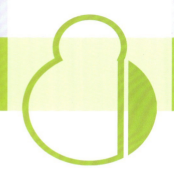

通常，除束支折返性室性心动过速外，单形性室性心动过速很少是恶性的。

束支折返性室性心动过速依赖于左束支和右束支为折返环，当左束支前传，右束支逆传时，表现为完全性右束支阻滞图形；而当右束支前传，左束支逆转时，表现为完全性左束支阻滞图形。患者的基础心电图可以正常，或伴有非特异性室内传导障碍。

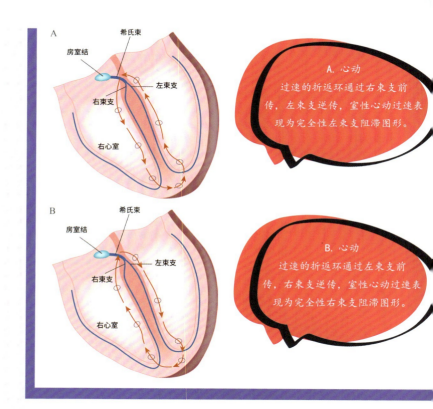

A. 心动过速的折返环通过右束支前传，左束支逆传，室性心动过速表现为完全性左束支阻滞图形。

B. 心动过速的折返环通过左束支前传，右束支逆传，室性心动过速表现为完全性右束支阻滞图形。

知识数据

束支折返性室性心动过速发生于器质性心脏病和传导系统病变的患者，非缺血性病因（40%）明显高于缺血性病因（6%），后者更容易发生心肌内折返性室性心动过速[16]。首选治疗是束支消融，高达 30% 的患者最后需要植入永久性人工心脏起搏器[16]。

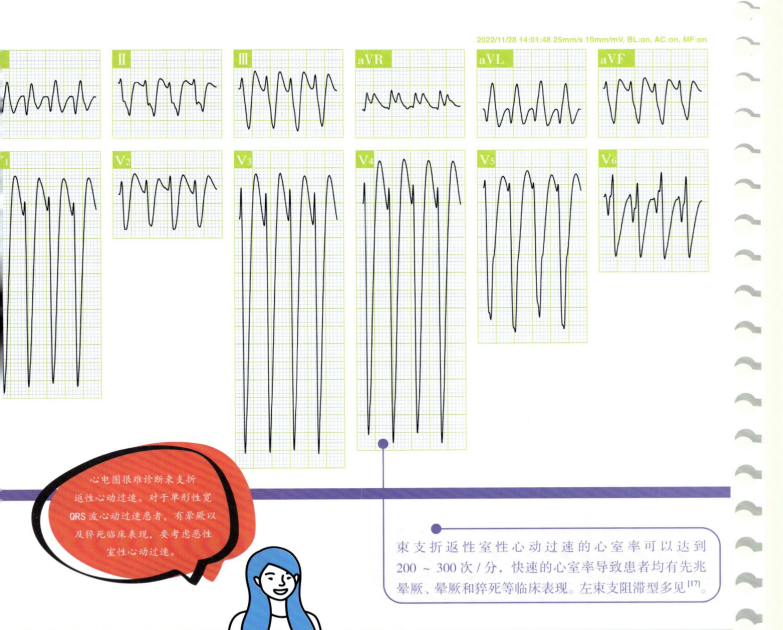

2022/11/28 14:01:48 25mm/s 10mm/mV, BL:on, AC:on, MF:on

心电图很难诊断束支折返性心动过速。对于单形性宽QRS波心动过速患者，有晕厥以及猝死临床表现，要考虑恶性室性心动过速。

束支折返性室性心动过速的心室率可以达到200 ~ 300次/分，快速的心室率导致患者均有先兆晕厥、晕厥和猝死等临床表现。左束支阻滞型多见[17]。

完全性心室预激本身是一种室性心搏，很难或几乎无法与室性心动过速鉴别。

尽管 QRS 波时限、形态、振幅和频率逐搏变化，但它们的形态基本遵循某种模式，即在正常 QRS 波和完全性心室预激之间变化，而不像多形性室性心动过速和心室颤动的 QRS 波那样杂乱无章。

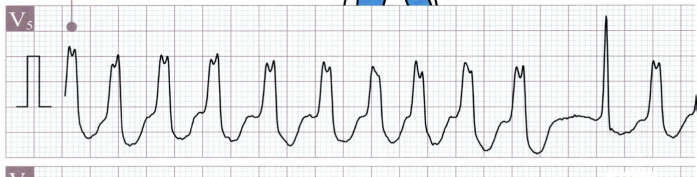

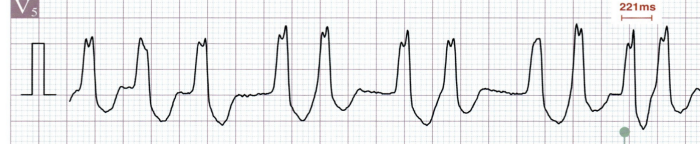

221ms

知识数据

心室预激患者有发生心房颤动和心力衰竭的风险。尽管在各年龄组中，心室预激患者的全因风险并未增加，但年龄 ≥ 65 岁的老年人死亡风险增加，对心房颤动合并心室预激的耐受能力下降[19]。

快速扫描心电图，寻找最短的 R-R 间期，测量其是否 ≤ 250ms，即心室率 ≥ 240 次 / 分。

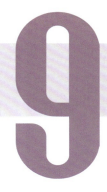

心房颤动伴心室预激

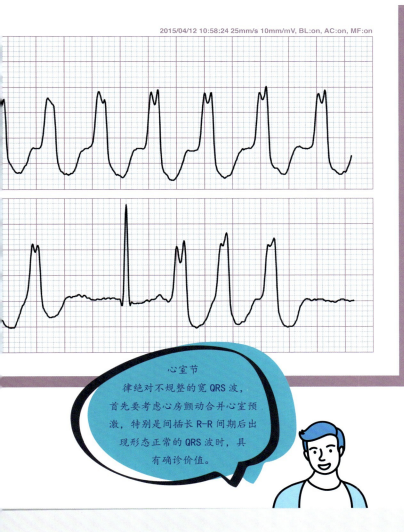

2015/04/12 10:58:24 25mm/s 10mm/mV, BL:on, AC:on, MF:on

心室节

律绝对不规整的宽 QRS 波，首先要考虑心房颤动合并心室预激，特别是间插长 R-R 间期后出现形态正常的 QRS 波时，具有确诊价值。

　　显性心室预激的患者一旦发生心房颤动，快速的心房颤动波可以竞争性通过旁道和正道下传激动心室。由于旁道的不应期短，心房颤动通过旁道下传的心室率可以达到非常极速的频率（＞180 次 / 分），心室泵血量下降，血压下降，甚至诱发心室颤动。

　　心房颤动合并心室预激时，注意测量最短的 R-R 间期，若最短的 R-R 间期 ≤ 250ms，有诱发心室颤动的风险[18]。

□ 胡建波 重庆松山医院

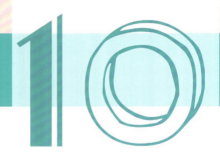

极少数的情况下，心房扑动伴 1：1 房室传导，极速的心室率高达 ≥ 300 次 / 分，QRS 波为窄 QRS 波或宽 QRS 波。

心房扑动伴 1：1 房室传导常常发生于房室结增强传导、房室旁道、使用了影响心房和房室结电学特征的抗心律失常药物或麻醉药物等，新生儿通常能够耐受，但成年人很难耐受如此极速的心室率，常常有先兆晕厥、晕厥和猝死发生。

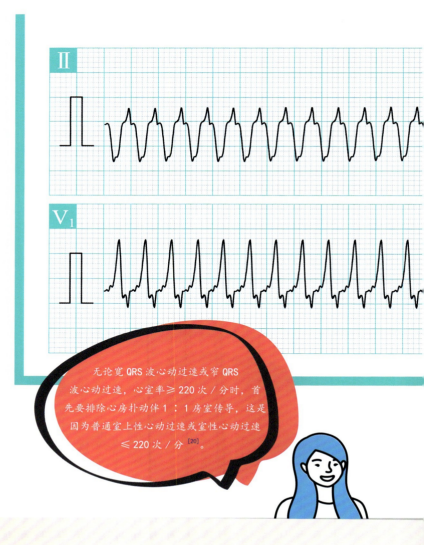

无论宽 QRS 波心动过速或窄 QRS 波心动过速，心室率 ≥ 220 次 / 分时，首先要排除心房扑动伴 1：1 房室传导，这是因为普通室上性心动过速或室性心动过速 ≤ 220 次 / 分[20]。

根据 300 次 / 分的心室率诊断心房
扑动伴 1：1 心室传导是经验性的，
如果患者血流动力学不稳定，需要
立即进行直流电同步电复律治疗。

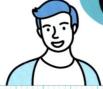

无论是宽
QRS 波心动过速或是窄 QRS 波心动过
速，心室率 300 次 / 分或接近 300 次 / 分时，
首先考虑心房扑动伴 1：1 心室传导。在如
此高速的心室率下，很难观察到心房
扑动波。

2024/06/24 10:58:24 25mm/s 10mm/mV, BL:on, AC:on, MF:on

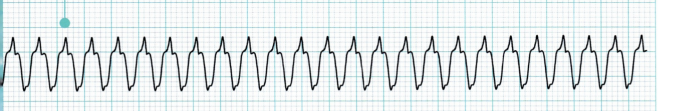

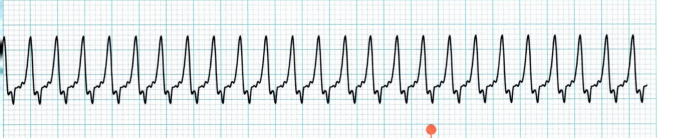

知识数据

在接受抗心律失常药物治疗的心房扑动患者
中，3.5% ～ 5% 会发生心房扑动伴 1：1 房
室传导的致心律失常效应[21]。

如果患者血流动力学稳定，可以尝
试抗心律失常药物治疗，一旦临床
情况恶化，立即实施电复律治疗。

图 A 为窦性心动过速，心室率 198 次 / 分，图 B 为阵发性房室折返性心动过速，心室率 205 次 / 分，两例患者均处于低血压状态。

目前欧美国家颁布的晕厥管理指南均提及"心室率过快的室上性心动过速"是晕厥的一个原因，但并未给出具体的心室率标准，如果参照心房颤动伴心室预激的最短 R-R 间期，可以认为 ≥ 240 次 / 分的室上性心动过速难以承受。

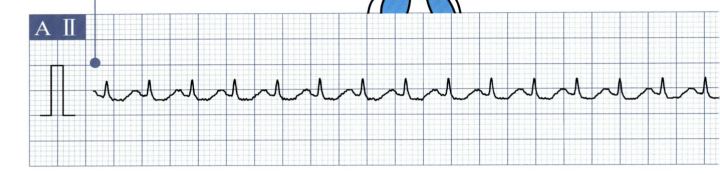

A Ⅱ

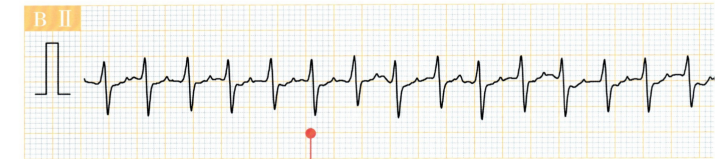

B Ⅱ

单纯依靠心室率判读室上性心动过速患者的危急程度并不可靠，患者的循环是否稳定是重要的参考指标。

知识数据

在心动过速发作或晕厥前兆症状出现后立即停止活动并采取仰卧姿势可能会预防晕厥。此外，脱水或失血导致的低血容量、体位改变、左心室壁机械感受器过敏、抗心律失常药物和任何类型的情绪压力也可能是室上性心动过速相关晕厥发作的诱因[25]。

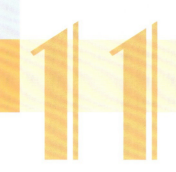
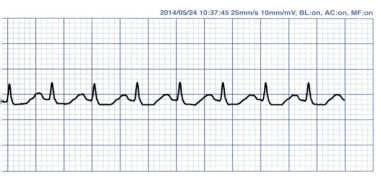
2014/05/24 10:37:45 25mm/s 10mm/mV, BL:on, AC:on, MF:on

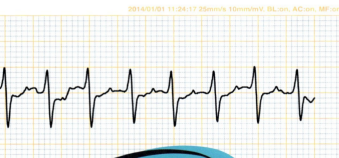
2014/01/01 11:24:17 25mm/s 10mm/mV, BL:on, AC:on, MF:on

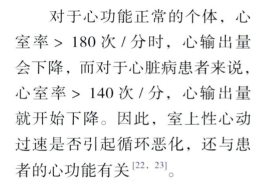

对于多数阵发性室上性心动过速，即使心室率≥180次/分，患者的循环仍可以稳定，从临床角度作为"急症"看待比较合适，作为"危症"看待并不合适。

对于心功能正常的个体，心室率 > 180 次 / 分时，心输出量会下降，而对于心脏病患者来说，心室率 > 140 次 / 分，心输出量就开始下降。因此，室上性心动过速是否引起循环恶化，还与患者的心功能有关[22，23]。

单纯的心率快慢不能可靠的预测室上性心动过速患者是否会发生晕厥，因为此类患者在室上性心动过速期间，血管舒缩反应能力是晕厥发生的重要因素[24]。

根据指南定义宽 QRS 波心动过速是指 QRS 波时限 > 120ms 的心动过速[26]。使用现有宽 QRS 波心动过速鉴别诊断流程，可以完成对大部分宽 QRS 波心动过速的心电图诊断，但始终有一部分宽 QRS 波心动过速心电图鉴别诊断困难。

心电图鉴别诊断困难的宽 QRS 波心动过速，可以采用描述性诊断"宽 QRS 波心动过速，室性心动过速可能性大"，进一步诊断交由临床和心脏电生理医生完成。

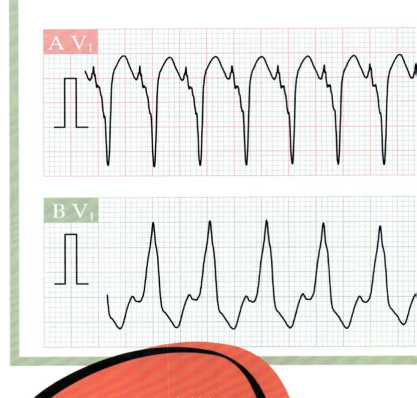

室性心动过速和逆向型房室折返性心动过速都是心室肌传导，心电图进行鉴别诊断非常困难，另一组鉴别诊断困难的心动过速是室上性心动过速伴顺钟向转位和起源于左分支系统的左心室特发性室性心动过速。

尽量选
择具有高诊断价值的分析指标，如
房室分离、心室夺获、心室融合波、V₁导联
QRS波形态、aVR导联的 Vi/Vt 比值、II导
联的 R 峰时间、无人区电轴、胸导联
QRS波同向性等。

图 A 的 QRS 波具有典型的心室预激特征，心电图可以采用描述性诊断"宽 QRS 波心动过速，逆向型房室折返性心动过速可能性大，不除外室性心动过速"。

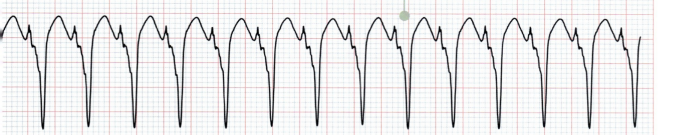

2011/01/04 11:04:03 25mm/s 10mm/mV, BL:on, AC:on, MF:on

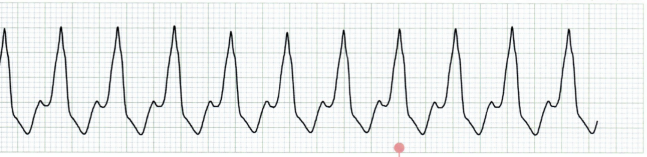

2015/09/21 11:22:18 25mm/s 10mm/mV, BL:on, AC:on, MF:on

知识数据

宽 QRS 波心动过速 80% 归因于室性心动过速，15% 为室上性心动过速伴束支阻滞，5% 为逆向型房室折返性心动过速[26]。

图 B 的 QRS 波形态学鉴别困难，心电图可以采用描述性诊断"宽 QRS 波心动过速，室性心动过速可能性大"。

□孔令秋 成都中医药大学附属医院

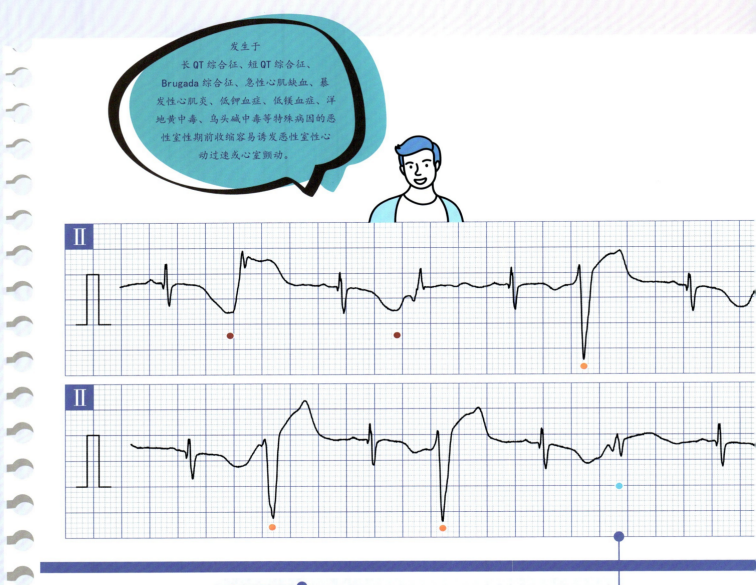

发生于长 QT 综合征、短 QT 综合征、Brugada 综合征、急性心肌缺血、暴发性心肌炎、低钾血症、低镁血症、洋地黄中毒、乌头碱中毒等特殊病因的恶性室性期前收缩容易诱发恶性室性心动过速或心室颤动。

本例心电图采集自一位先天性长 QT 综合征的 4 岁患儿，上条红色圆圈标注的是 R-on-T 型室性期前收缩，不同圆圈表示多源性和多形性室性期前收缩，下条心电图最后三个绿色圆圈标注的是短阵多形性室性心动过速。患者在随访中发生猝死。

恶性室性期前收缩

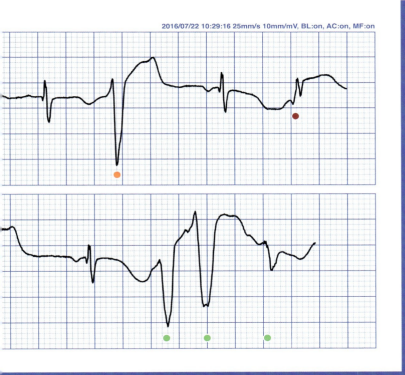

2016/07/22 10:29:16 25mm/s 10mm/mV, BL:on, AC:on, MF:on

恶性室性期前收缩是指容易诱发多形性室性心动过速（包括尖端扭转型室性心动过速）和心室颤动，导致猝死的室性期前收缩，是一种预警心律失常。

频发多源性室性期前收缩、多形性室性期前收缩、成对室性期前收缩、短配对间期室性期前收缩（配对间期 < 300ms）、R-on-T 型室性期前收缩等是常见的诱发恶性室性心动过速或心室颤动的期前收缩[27]。

知识数据

恶性室性期前收缩是否诱发恶性快速性室性心律失常还依赖于基础心肌电学稳定性和内环境状况，一些特殊情况的患者高度危险。心肌梗死和心力衰竭患者的恶性室性期前收缩和室性期前收缩负荷 > 10% 时，增加快速性室性心律失常的发生风险[28]。

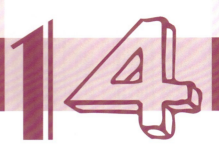

暴发性心肌炎

暴发性心肌炎是一种综合征，其特征是突然严重的弥漫性心脏炎症，常导致心源性休克、室性心律失常或多器官系统衰竭而死亡。

尽管心脏重症治疗技术在提高，特别是体外膜氧合（ECMO）治疗，暴发性心肌炎仍保持30%～50%的院内高死亡率[29]。

暴发性心肌炎心电图出现的广泛性 ST 段抬高和 ST 段压低很容易和急性心肌梗死混淆。

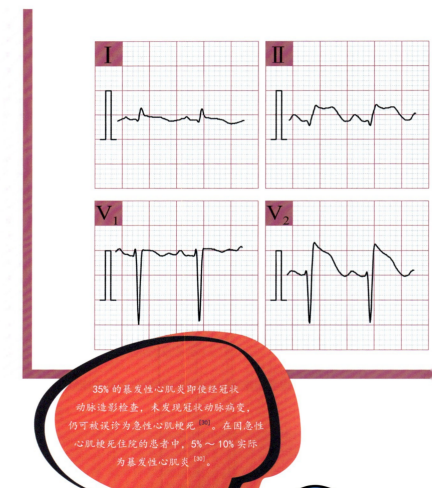

35% 的暴发性心肌炎即使经冠状动脉造影检查，未发现冠状动脉病变，仍可被误诊为急性心肌梗死[30]。在因急性心肌梗死住院的患者中，5%～10% 实际为暴发性心肌炎[30]。

经组织
学证实的 220 例暴发性心肌炎患者中，98.1% 有发热症状，97.7% 有消化道前驱症状，96.8% 有呼吸道前驱症状[31]。

成年人的暴发性心肌炎需要冠状动脉造影以排除急性冠状动脉综合征，测量血流动力学以指导最佳支持方式。

2010/03/26 15:59:11
25mm/s 10mm/mV, BL:on, AC:on, MF:on

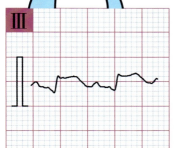
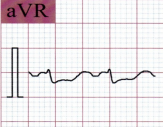
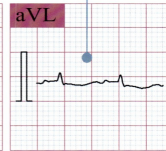
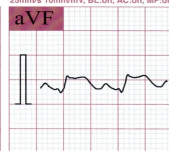
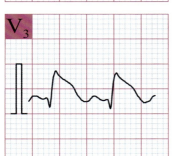
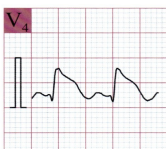
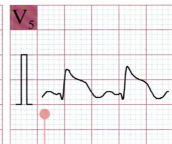
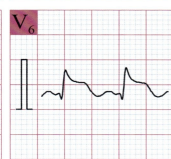

知识数据

在一项历时 19 年的多国多中心研究中，220 例临床诊断为暴发性心肌炎的患者，室性心动过速和心室颤动的发生率为 46.9%，心搏骤停为 25.8%，高度房室阻滞为 7.95%[31]。

有前驱感染史，近期出现心力衰竭和心律失常，心电图表现为广泛性 ST 段抬高（特别是 QRS-ST-T 呈三角形）和广泛性 ST 段压低，要考虑暴发性心肌炎的可能，主要鉴别是急性冠状动脉综合征。

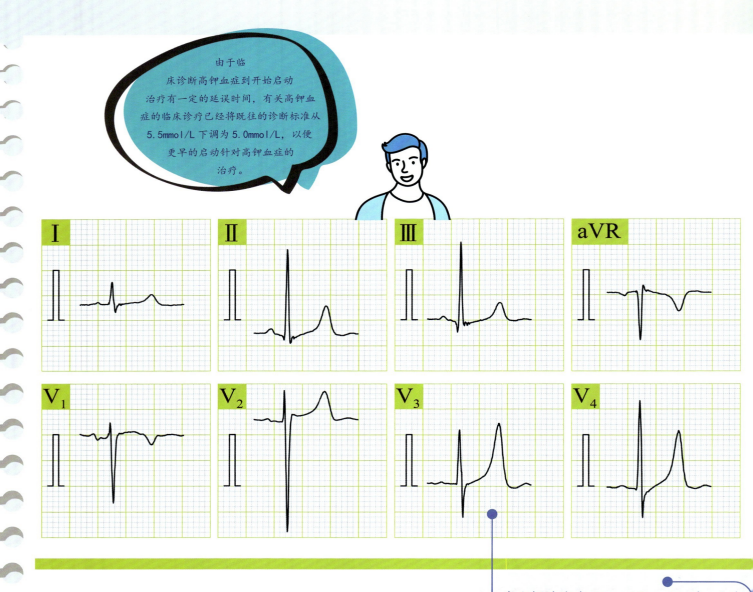

由于临床诊断高钾血症到开始启动治疗有一定的延误时间，有关高钾血症的临床诊疗已经将既往的诊断标准从 5.5mmol/L 下调为 5.0mmol/L，以便更早的启动针对高钾血症的治疗。

当血钾浓度在 5.5 ~ 6.5mmol/L 时，心电图的特征性改变是 T 波高尖，即 T 波振幅增加，T 波基底部变窄，常见于 II、III、aVF 和 V_2 ~ V_4 导联。

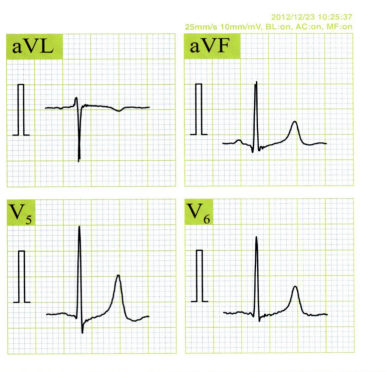

2012/12/23 10:25:37
25mm/s 10mm/mV, BL:on, AC:on, MF:on

aVL aVF

V5 V6

当血钾浓度＞5.0mmol/L时，称为高钾血症[32]。根据定义，5.0～5.5mmol/L为轻度高钾血症；5.6～6.0mmol/L为中度高钾血症；＞6.0mmol/L为重度高钾血症[32]。

轻度高钾血症时，患者并无临床症状，当血钾浓度为6.5～7.0mmol/L时，患者开始出现危及生命的心律失常、肌肉无力或瘫痪等临床症状[33]。

知识数据

当血钾浓度≥6.5mmol/L时，只要持续时间＞6h，患者发生心律失常及心搏骤停的风险就会增加，院内死亡风险增加30.7%[34]。

高钾血症时，当血钾浓度在 6.5 ~ 7.5mmol/L 时，P 波或心房颤动波的振幅开始逐渐降低，而血钾浓度在 7.0 ~ 8.0mmol/L 时，高钾血症开始抑制心室肌，QRS 波增宽[33]。

当血钾浓度在 8 ~ 10 mmol/L 时，会引起心律失常、正弦波模式和心脏停搏[33]。

慢性肾脏疾病患者的血钾浓度 > 9.0mmol/L 时，若不及时接受透析治疗，心脏随时面临停搏的风险，预后极差[34]。

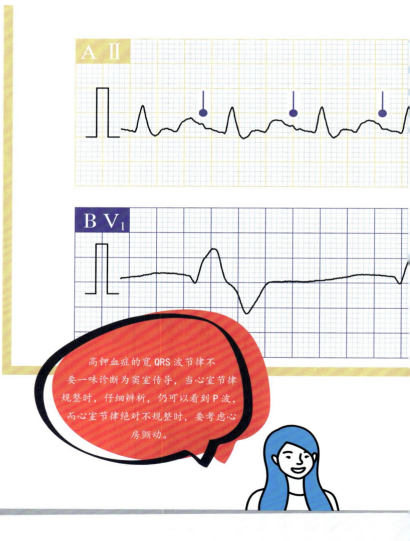

高钾血症的宽 QRS 波节律不要一味诊断为窦室传导，当心室节律规整时，仔细辨析，仍可以看到 P 波，而心室节律绝对不规整时，要考虑心房颤动。

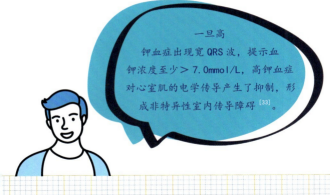

一旦高钾血症出现宽 QRS 波，提示血钾浓度至少 > 7.0mmol/L，高钾血症对心室肌的电学传导产生了抑制，形成非特异性室内传导障碍[33]。

图 A：仔细观察，在 T 波的下降支的终末部可以看到低振幅的 P 波踪迹，PR 间期恒定，不宜诊断为窦室传导，而应该诊断为窦性心律，非特异性室内传导障碍，提示高钾血症心电图。

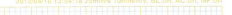

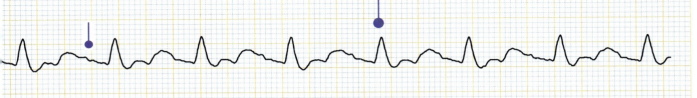

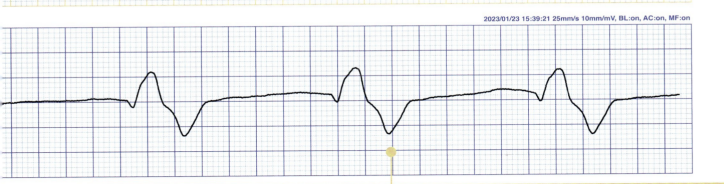

图 B：仔细观察本例高钾血症心电图，无任何 P 波或其他心房除极波的踪迹，心室节律规整，可以诊断窦室传导。

知识数据

当血钾浓度为 6.5～7mmol/L 时，只有 66% 的患者出现心电图改变，9% 出现不良事件，而当血钾浓度 ≥ 8mmol/L 时，几乎所有患者都有心电图改变，56% 出现不良事件[35]。

郭邵鹏 重庆松山医院

图 A 的 U 波振幅增大，一些 QRS 波的 U 波振幅甚至超过 T 波振幅，QT-U 间期延长，血钾浓度 2.4mmol/L。

通常，心电图改变的严重程度和血钾浓度并无绝对相关性，但根据一些心电图改变可以粗略评估患者的血钾水平。

A V$_4$

B II

当发现心电图，特别是胸导联 V$_2$ ～ V$_4$ 导联的 T 波振幅降低，U 波振幅增大，U 波振幅达到 50%T 波振幅时，要警惕低钾血症，及时随访电解质检查[41]。

知识数据

20% 的住院患者有低钾血症，其中仅有 4% ～ 5% 有临床意义[42]。接受利尿药治疗的患者，发生低钾血症的概率为 80%[43]。

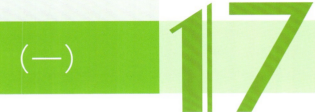
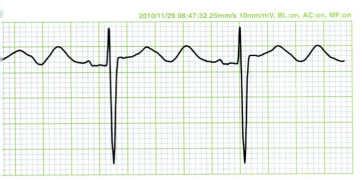

2010/11/29 08:47:32 25mm/s 10mm/mV, BL:on, AC:on, MF:on

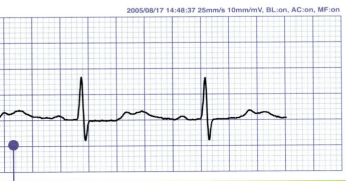

2005/08/17 14:48:37 25mm/s 10mm/mV, BL:on, AC:on, MF:on

图 B 的 U 波振幅不仅超过 T 波振幅，而且出现 T-U 波融合现象，QT-U 间期延长，血钾浓度 2.4mmol/L。

正常血钾浓度范围为 3.5 ~ 5.0mmol/L，当血钾浓度在 3.0 ~ 3.4mmol/L 为轻度低钾血症，2.5 ~ 3.0mmol/L 为中度低钾血症，< 2.5mmol/L 为重度低钾血症[36, 37]。

重度低钾血症的发生率为 0.1% ~ 0.4%，49% 的患者有临床症状，最常见的是虚弱，17% 的患者在住院期间死亡[38, 39]。

当血钾浓度 < 2.7mmol/L 时，心电图开始出现 T 波平坦和倒置、U 波振幅增加、QT 间期或 QT-U 间期延长[40]。

28% 的尖端扭转型室性心动过速的诱因是低钾血症和低镁血症[44]。低钾血症本身可以引起继发性长 QT 间期，若患者合并以下危险因素，尖端扭转型室性心动过速的发生风险增加。

（1）女性。

（2）心动过缓，可见于窦性心动过缓、三度房室阻滞、各种逸搏心律等。

（3）心房颤动转复为窦性心律。

（4）应用延长 QT 间期的药物治疗，如抗心律失常药物等。

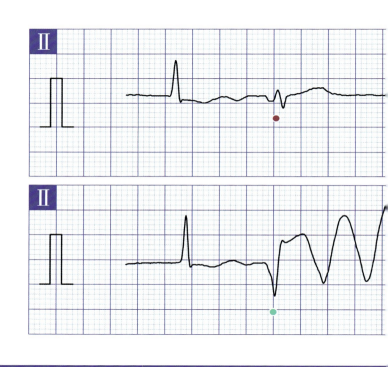

知识数据

50% 的尖端扭转型室性心动过速患者无症状，其余主要症状是心悸、头晕、黑矇和晕厥，其中猝死占 10%[13]。

在三度

房室阻滞时，除了关注逸搏节律是否稳定外，还要注意逸搏的 QT 间期。部分逸搏心律合并长 QT 间期，若临床再合并低钾血症，QTc 间期>500ms 时，是出现恶性快速性室性心律失常的高风险因素[13]。

本例心电图有发生恶性快速性室性心律失常的多个危险因素，如低钾血症、QT 间期延长、心动过缓、R-on-T 型室性期前收缩等。

2014/03/04 14:31:39 25mm/s 10mm/mV, BL:on, AC:on, MF:on

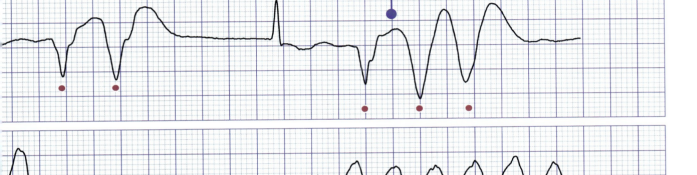

本例血钾浓度为 2.3mmol/L，基础心律为心房颤动，三度房室阻滞，交界性逸搏心律，长 QT 间期，多次室性期前收缩发作后，诱发出心室扑动。

低体温

患者机体代谢低，心肌钾通道功能下降，心电图主要为心动过缓相关表现，QRS 波时限延长，QT 间期延长并出现显著 J 波。全身肌肉不自主颤动，有利于保护性产热，但产生心电图基线干扰。

肌电干扰、心动过缓和显著 J 波是典型低体温心电图的特点。

A Ⅱ

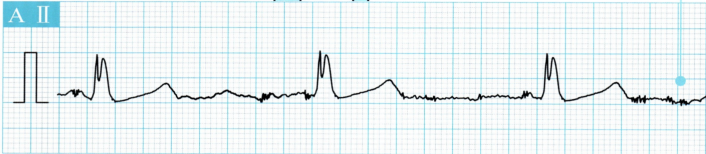

B V₅

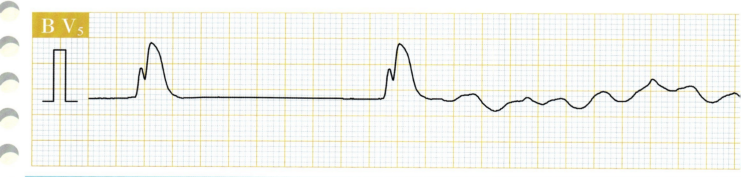

知识数据

轻度低体温时，30% 的患者出现 J 波[47, 48]。随着体温的进一步降低，J 波发生率不断增高，J 波也越显著，QRS-T 波形态越畸形，容易发生心室颤动。

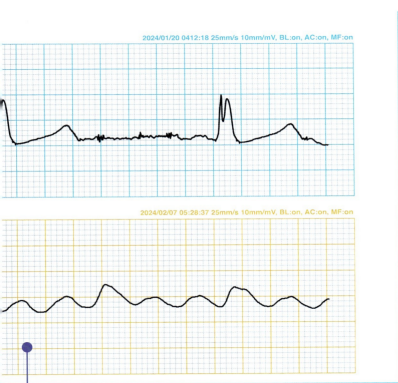

2024/01/20 0412:18 25mm/s 10mm/mV, BL:on, AC:on, MF:on

2024/02/07 05:28:37 25mm/s 10mm/mV, BL:on, AC:on, MF:on

体温 < 28℃时容易出现心室颤动[47]。

　　36.1 ～ 37.2℃为正常体温范围[45]。体温低于 < 35℃为低体温或失温症，32 ～ 35℃为轻度低体温，28 ～ 32 ℃为中度低体温，< 28℃为重度低体温[46]。

　　人体长时间暴露于低温环境会产生低体温。低体温最常见的原因是各种意外和灾害，如冬季酗酒露宿街头、野外突遇暴雨或降雪等，其他易发生低体温的原因包括流离失所、服用违禁药物、接受医学低温治疗等。

乌头碱中毒

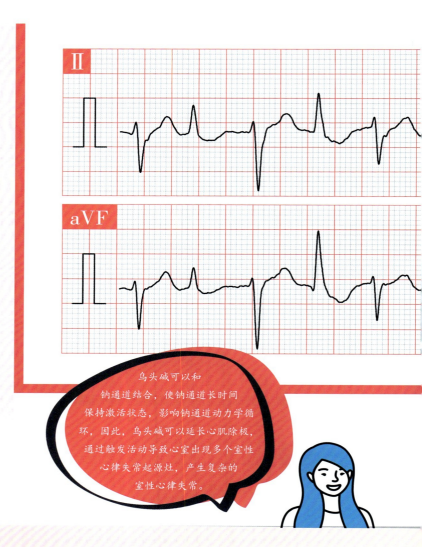

乌头碱是一种由属于乌头属（毛茛科）的多种植物产生的生物碱毒素。很多中草药都含有乌头碱，泡药酒或误服可以导致乌头碱中毒。

摄入 2mg 纯品乌头碱或 1g 乌头草本植物就可以导致呼吸肌和心脏麻痹而死亡[49]。

乌头碱中毒常见神经毒性包括面部、口唇和四肢麻木，四肢肌肉无力；常见心血管毒性包括低血压和心律失常；常见消化系统毒性包括恶心、呕吐、腹痛、腹泻。

乌头碱可以和钠通道结合，使钠通道长时间保持激活状态，影响钠通道动力学循环，因此，乌头碱可以延长心肌除极，通过触发活动导致心室出现多个室性心律失常起源灶，产生复杂的室性心律失常。

在电生理机制上，乌头碱可以麻痹心房，引起窦性 P 波、房性 P 波或其他心房除极波的振幅降低或消失，如本例乌头碱中毒患者的心房颤动，隐约可以识别。

心室肌存在多个兴奋灶，产生不同形态的 QRS 波，这些室性 QRS 波与心房颤动下传的 QRS 波进一步产生不同的融合波，导致 QRS 波形态多变。

2022/01/07 10:21:27 25mm/s 10mm/mV, BL:on, AC:on, MF:on

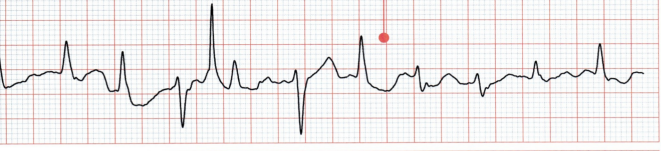

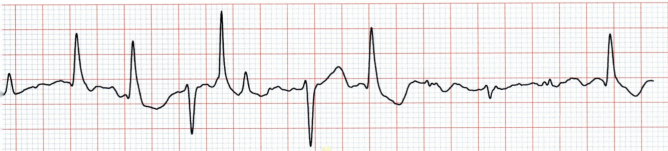

知识数据

乌头碱中毒患者的主要死亡原因是难治性室性心律失常和心脏停搏，占住院总死亡率的 5.5%[50]。

避免将紊乱的心室节律、多形态的 QRS 波误诊为多形性室性心动过速。结合患者服用中药，要考虑药物中毒。

心房颤动合并三度房室阻滞，基础心搏为室性逸搏心律，室内传导紊乱，每个心搏的QRS波形态均不同，伴多源性、多形性室性期前收缩二联律，每个室性期前收缩的形态也不同，提示心室肌不仅存在多个兴奋灶，传导极不稳定，容易发生心室颤动。患者在描记心电图 2min 后，突发心室颤动，抢救无效死亡。

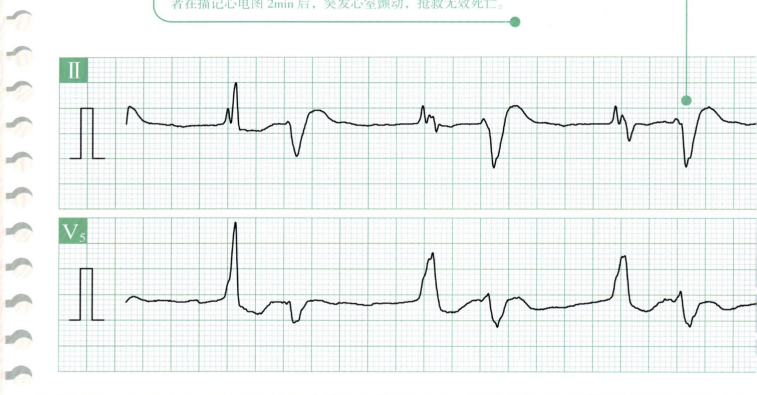

知识数据

接受地高辛治疗的心力衰竭患者中约有1%会出现毒性反应。地高辛的半衰期为30～40h，通过2～3天治疗后大部分洋地黄中毒患者的症状逐渐消失，心电图改变逐渐恢复[51, 52]。不过，仍有少数患者死于顽固性室性心律失常。

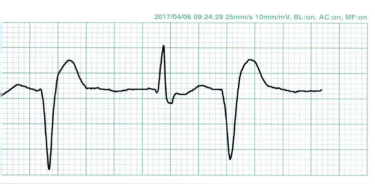

2017/04/06 09:24:29 25mm/s 10mm/mV, BL:on, AC:on, MF:on

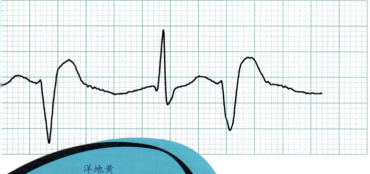

洋地黄
中毒伴多源性、多形性室性
期前收缩二联律或双向性室性心动过
速，一旦发现，要立即启动心电监护、
抗心律失常治疗和做好心肺复苏准备，
因为这些心律失常极易蜕变为心
室颤动。

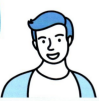

　　洋地黄中毒的常见心律失常如下所示。

（1）期前收缩，特别是多源性、多形性室性期前收缩二联律和三联律。

（2）加速性交界性自主节律。

（3）交界性心动过速。

（4）各种类型窦房阻滞和房室阻滞。

（5）心房颤动伴三度房室阻滞。

（6）双向性室性心动过速。

（7）心室颤动。

　　快速性和缓慢性心律失常同时存在是诊断洋地黄中毒相关心律失常的线索，如心房颤动合并三度房室阻滞，窦性心动过缓伴交界性心动过速等。

22

Ⅰ型 Wellens 综合征

Wellens 综合征是一种缺血－再灌注心电图现象。患者反复发生不稳定型心绞痛，发作后心肌再灌注，心电图出现 T 波改变。

Ⅰ型 Wellens 综合征心电图特征是 $V_2 \sim V_3$ 导联 T 波正负双相，提示左前降支近段严重狭窄相关的缺血－再灌注，此类患者若不及时接受冠状动脉造影检查和介入干预，会在短期内发生广泛前壁心肌梗死。因此，具有 Wellens 综合征表现的患者，应尽早接受进一步的检查和治疗，避免心肌梗死的发生。

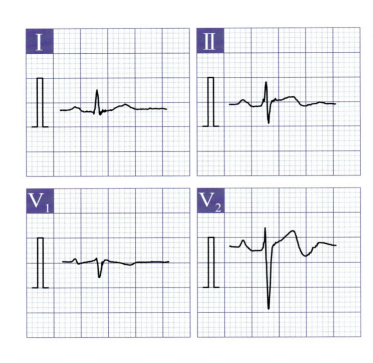

知识数据

14%～18% 的不稳定型心绞痛患者有 Wellens 综合征心电图改变，其中 Ⅰ型占 25%[51]。此类患者建议直接进行冠状动脉造影检查，避免运动试验诱发急性心肌梗死。

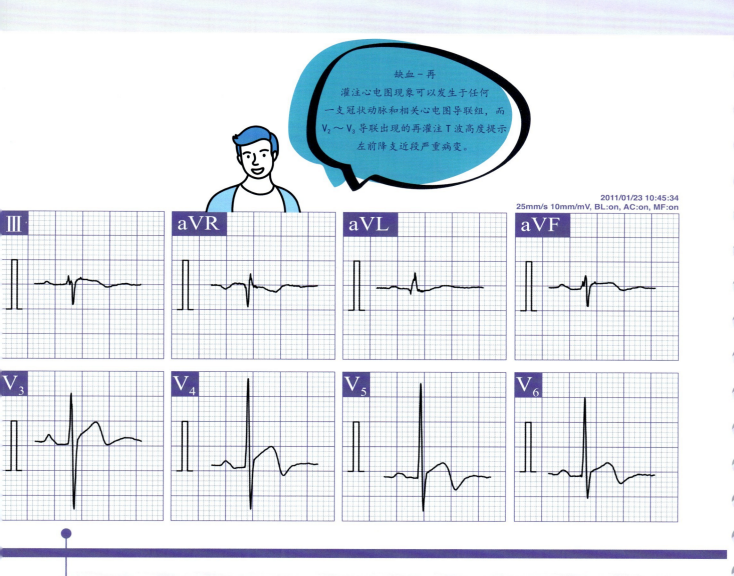

缺血-再灌注心电图现象可以发生于任何一支冠状动脉和相关心电图导联组，而 $V_2 \sim V_3$ 导联出现的再灌注 T 波高度提示左前降支近段严重病变。

2011/01/23 10:45:34
25mm/s 10mm/mV, BL:on, AC:on, MF:on

正负双相 T 波为 I 型 Wellens 综合征，是心肌不完全性再灌注的心电图标志。不稳定型心绞痛患者，只要 $V_2 \sim V_3$ 导联出现正负双相 T 波，高度提示左前降支近段严重病变。若其余胸导联同时出现正负双相 T 波，提示左前降支及其分支供血的心肌范围更广，引起缺血的心肌面积也越大。

Wellens 综合征是缺血发生后，心肌恢复血供，再灌注期间的心电图改变，多数患者描记心电图时无胸痛症状，这些临床特点需要和急性心肌梗死期间的再灌注 T 波鉴别，前者是梗死前状态，后者是已经发生梗死。

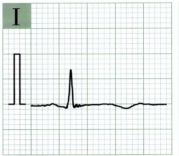
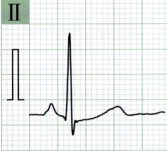
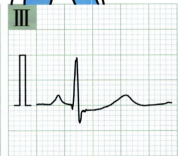
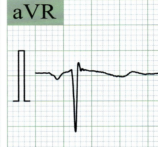
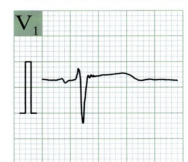
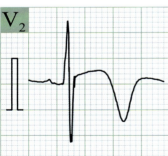
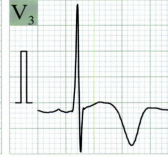
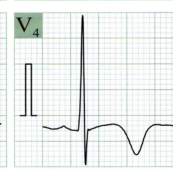

知识数据

1 例 Wellens 综合征患者可以同时出现正负双相 T 波和完全倒置 T 波，此时直接诊断为 II 型 Wellens 综合征。I 型 T 波会演变为 II 型 T 波，再灌注 T 可以持续数小时至数周[53]。

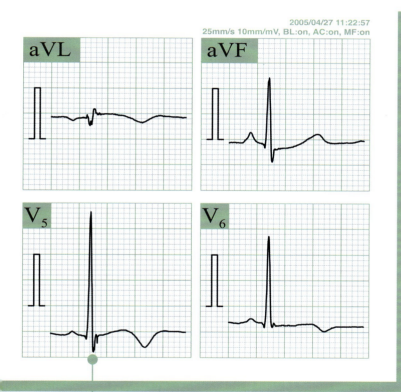

2005/04/27 11:22:57
25mm/s 10mm/mV, BL:on, AC:on, MF:on

aVL   aVF

V₅   V₆

分析 Wellens 综合征心电图时，一定要注意 QT 间期是否延长。一些再灌注期间出现继发性长 QT，发生室性心律失常的风险增高。

　　II 型 Wellens 综合征是在不稳定型心绞痛患者中，若心电图 $V_2 \sim V_3$ 导联出现 T 波倒置，提示左前降支近段严重病变，患者需要接受冠状动脉造影检查。

　　II 型 Wellens 综合征占 Wellens 综合征的 75%，T 波倒置提示完全性再灌注，病理生理机制是心肌水肿引起局部复极延迟[53]。

　　Wellens 综合征实际代表冠状动脉的梗死前状态，这些患者发生大面积前壁心肌梗死甚至死亡的风险很高。

变异型心绞痛属于不稳定型心绞痛，特征是心绞痛发作期间，心电图 ST 段抬高。

5.3% 的变异型心绞痛会导致患者发生猝死，死亡原因包括高度或三度房室阻滞、室性心动过速、心室颤动、心脏停搏[54]。

心外膜的冠状动脉痉挛是变异型心绞痛发生的病理生理机制，属于透壁性心肌缺血，一些缺血性 QRS-ST-T 波模式是患者在心肌缺血期间容易发生恶性室性心律失常的预警信号。

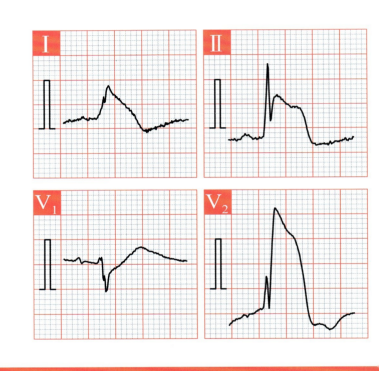

知识数据

变异型心绞痛的 ST 段抬高振幅是患者是否出现心脏事件的重要心电图预测因子，猝死患者的 ST 段平均抬高 > 7mm [54]。ST 段抬高振幅越大，也越容易出现各种畸形的 QRS-ST-T 波形态。

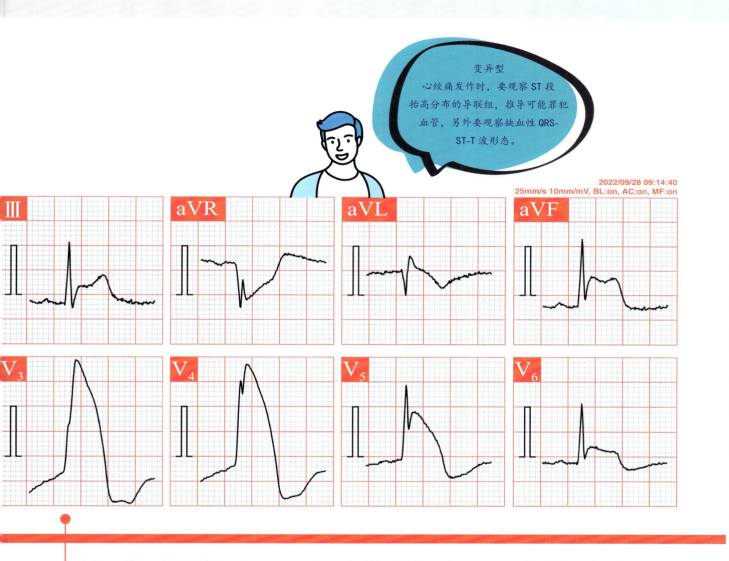

变异型

心绞痛发作时，要观察 ST 段抬高分布的导联组，推导可能罪犯血管，另外要观察缺血性 QRS-ST-T 波形态。

2022/09/28 09:14:40
25mm/s 10mm/mV, BL:on, AC:on, MF:on

当严重缺血引起 ST 段和 T 波高度融合时，QRS 波升支、抬高的 ST 段和直立 T 波可以呈现三角形形态。例如，本例的 I 导联、$V_2 \sim V_4$ 导联，这种三角形 QRS-ST-T 波模式的患者容易发生多形性室性心动过速和心室颤动。此类患者应尽快接受冠状动脉造影检查。

□涂为民 重庆松山医院

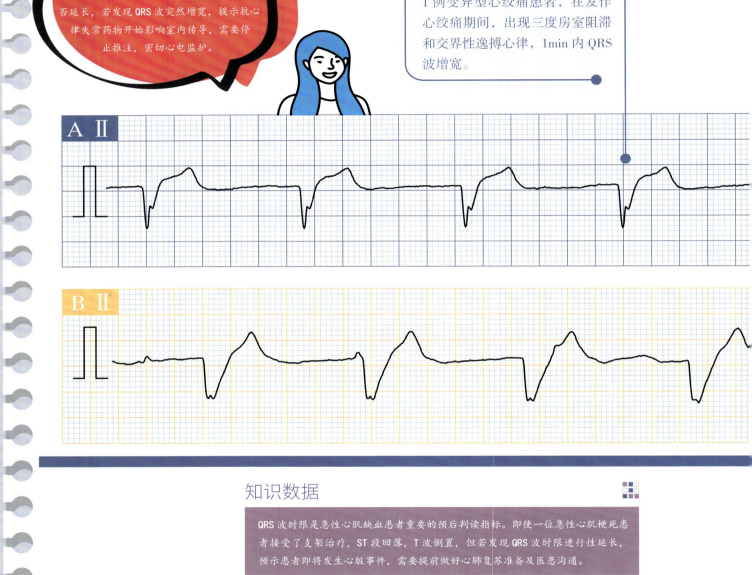

同样的道理，推注抗心律失常药物治疗的患者，医护人员不仅要观察心律失常演变趋势，还要观察 QRS 时限是否延长，若发现 QRS 波突然增宽，提示抗心律失常药物开始影响室内传导，需要停止推注，密切心电监护。

1 例变异型心绞痛患者，在发作心绞痛期间，出现三度房室阻滞和交界性逸搏心律，1min 内 QRS 波增宽。

知识数据

QRS 波时限是急性心肌缺血患者重要的预后判读指标。即使一位急性心肌梗死患者接受了支架治疗，ST 段回落，T 波倒置，但若发现 QRS 波时限进行性延长，预示患者即将发生心脏事件，需要提前做好心肺复苏准备及医患沟通。

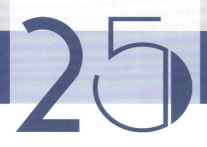

在一些急性心肌缺血，包括不稳定型心绞痛和急性心肌梗死患者中，一旦 QRS 波时限开始增宽，预示缺血事件严重损害了室内传导，特别是终末浦肯野纤维与心室肌之间的电学传导，患者即将发生多形性室性心动过速和心室颤动（代表恶性快速性心律失常）、无脉性电活动和全心停搏（代表恶性缓慢性心律失常）。

院内接受心电监护或院外接受动态心电图检查的患者容易发现此类危急的心电图现象。

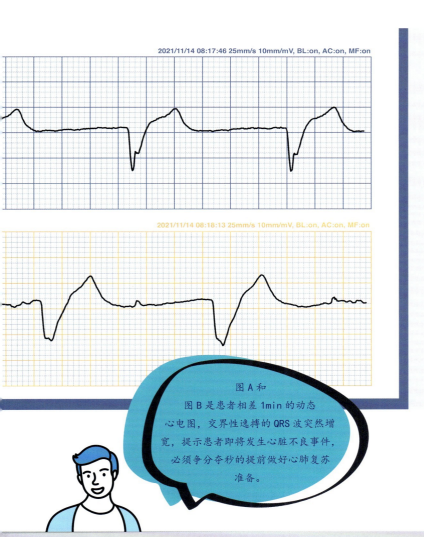

2021/11/14 08:17:46 25mm/s 10mm/mV, BL:on, AC:on, MF:on

2021/11/14 08:18:13 25mm/s 10mm/mV, BL:on, AC:on, MF:on

图 A 和图 B 是患者相差 1min 的动态心电图，交界性逸搏的 QRS 波突然增宽，提示患者即将发生心脏不良事件，必须争分夺秒的提前做好心肺复苏准备。

26 缺血性猝死
心脏事件

急性心肌缺血患者，若发现QRS波突然增宽，无论是重症监护病房的实时心电监护显示，或者是远程动态监测显示，都要启动心肺复苏，因为患者即将发生心脏不良事件。

当急性心肌缺血引起终末浦肯野纤维－心室肌传导衰竭时，室内传导时间延长，提示心室弥漫性心肌电学损害，患者发生折返性快速性室性心律失常（多形性室性心动过速和心室颤动）以及心力衰竭（无脉性电活动和心搏骤停）风险增高。

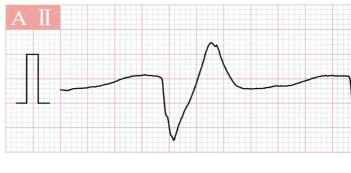

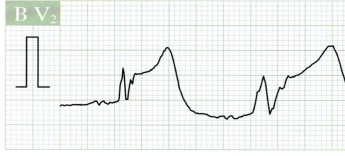

知识数据

在人的一生中，猝死发生的首个高峰期在出生至6月龄，通常由婴儿猝死综合征引起。45—75岁达到第二个高峰期，通常由冠状动脉粥样硬化性心脏病引起[55]。

图 A 与第 25 章为相同患者，在患者的交界性逸
搏心律的 QRS 波突然增宽 39s 后，突然发作多
形性室性心动过速，最后死于心室颤动。

2011/11/14 08:18:52 25mm/s 10mm/mV, BL:on, AC:on, MF:on

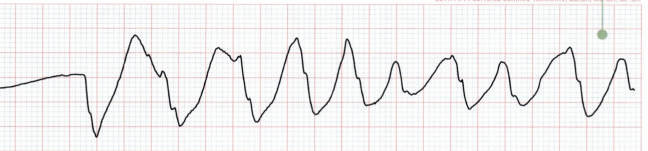

2022/09/28 18:36:29 25mm/s 10mm/mV, BL:on, AC:on, MF:on

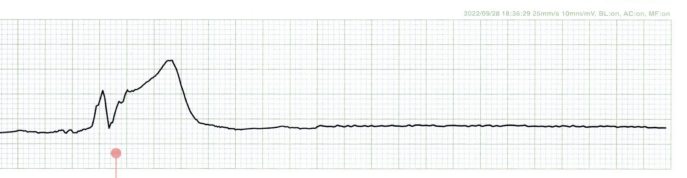

图 B 是另 1 例变异型心绞痛患者，QRS 波突然增宽，
窦性心律突然减慢，随后出现心搏骤停死亡。

出现 de Winter T 波的患者已经开始了急性心肌梗死病程，是急性透壁性心肌缺血向急性心肌梗死发展的中间状态，V_1～V_3 导联可以出现 R 波振幅丢失，即 R 波递增不良。

当 de Winter T 波出现于其他导联，特别是最大 ST 段压低不位于 V_2～V_4 导联时，要考虑罪犯血管非左前降支近段，而是右冠状动脉或左旋支动脉。

I

II

III

aVR

V_1

V_2

V_3

V_4

de Winer T 波的心电图基本特征是 ST 段上斜型压低伴 T 波直立。当胸痛患者的心电图胸导联出现 de Winter T 波，尤其是出现于 V_2～V_4 导联时，高度提示罪犯血管为左前降支近段。

de Winter T 波

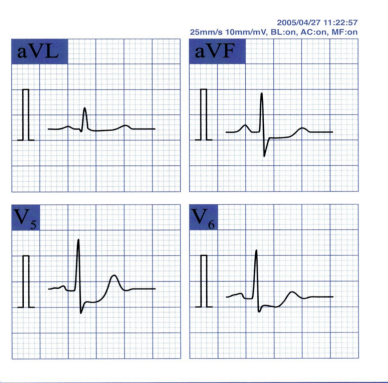

2005/04/27 11:22:57
25mm/s 10mm/mV, BL:on, AC:on, MF:on

aVL   aVF

V₅   V₆

对于左前降支近段严重狭窄的患者，从不稳定型心绞痛到ST段抬高型心肌梗死进展的病程中，有一种中间状态的急性透壁性心肌缺血，心电图表现为 de Winter T 波模式。如果能及时识别此类患者，尽早实施再血管化治疗，可以挽救大部分心肌，缩小梗死心肌面积，甚至避免发生急性心肌梗死，极大地改善预后。

de Winter T 波患者已经开启了急性心肌梗死模式，而 Wellens 综合征尚未出现梗死。

知识数据

据统计，de Winter T 波模式占急性前壁心肌梗死心电图的 2% ～ 3.4%[56]。此类患者提示高位左前降支闭塞，面临大面积左心室前壁心肌梗死的风险，危险程度仅次于急性左主干病变或急性左前降支和急性左旋支双支病变。

28 超急性 T 波

　　超急性 T 波是急性心肌梗死最早期的心电图改变，特征是 T 波振幅增高、对称性增加、T 波基底部增宽等，若能在此期开通罪犯血管，患者可能最终避免心肌梗死的发生。

　　实际上，抵达医院急诊室的患者并非急性心肌缺血发作的初始阶段，而是胸痛已发作一段时间，平均 5.8h，因此，部分患者的超急性 T 波表现为 ST 段抬高、T 波高耸直立[57]。

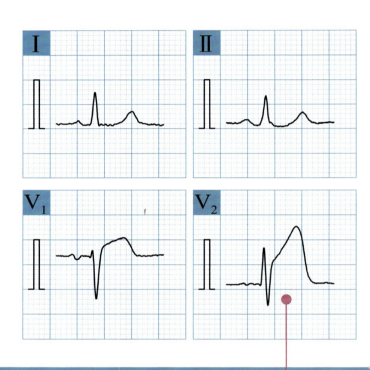

V₁ ~ V₃ 导联 ST 段抬高伴 T 波直立高耸，T 波基底部增宽，对称性增加，为超急性 T 波形态。本例超急性 T 波尚无 R 波振幅降低，故 QRS 波形态无改变。

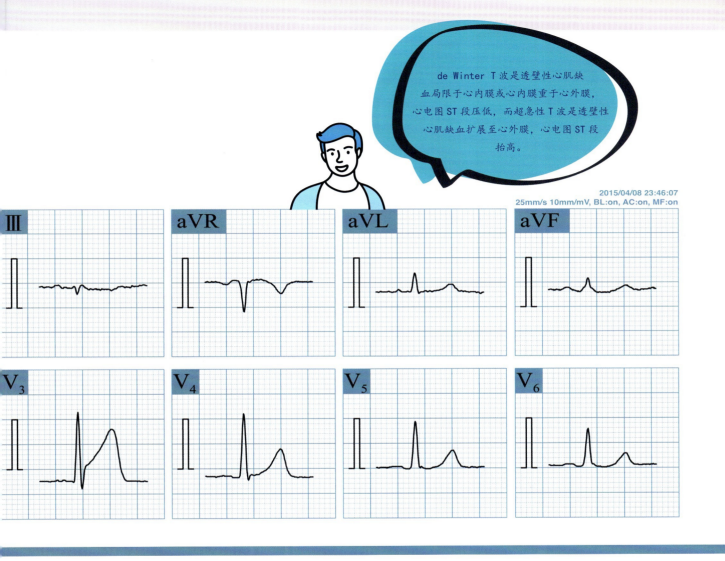

2015/04/08 23:46:07
25mm/s 10mm/mV, BL:on, AC:on, MF:on

> de Winter T 波是透壁性心肌缺
> 血局限于心内膜或心内膜重于心外膜,
> 心电图 ST 段压低, 而超急性 T 波是透壁性
> 心肌缺血扩展至心外膜, 心电图 ST 段
> 抬高。

知识数据

急性冠状动脉综合征患者几乎都存在胸痛症状, 若患者无胸痛症状, 但心电图有 ST-T 改变, 要考虑非缺血性 ST-T 改变。鉴别诊断困难时可以随访心电图和心肌坏死标志物。

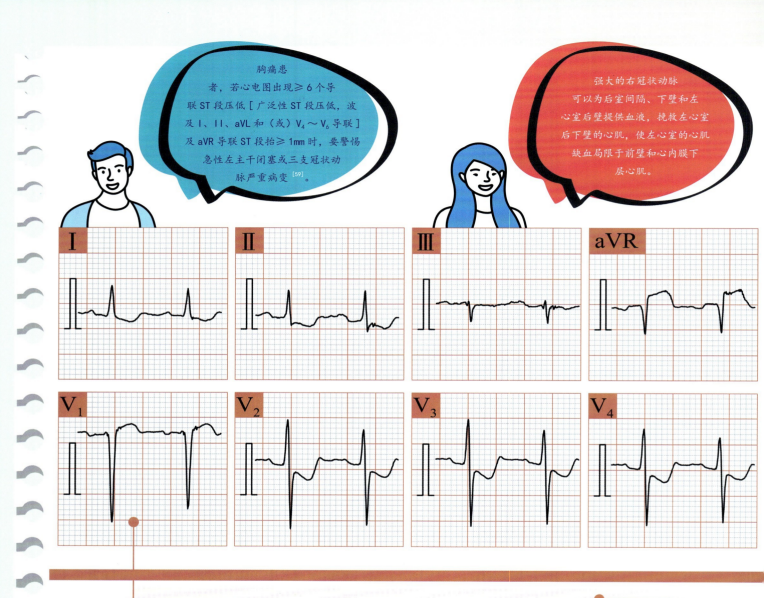

胸痛患者，若心电图出现≥6个导联 ST 段压低 [广泛性 ST 段压低，波及 I、II、aVL 和（或）V₄～V₆导联] 及 aVR 导联 ST 段抬≥1mm 时，要警惕急性左主干闭塞或三支冠状动脉严重病变[59]。

强大的右冠状动脉可以为后室间隔、下壁和左心室后壁提供血液，挽救左心室后下壁的心肌，使左心室的心肌缺血局限于前壁和心内膜下层心肌。

有时，急性左主干闭塞的非 ST 段抬高型心肌梗死，还会伴有 V₁ 导联 ST 段抬高，但并非必备指标，只要满足"6+1"模式即可诊断，即 6 个导联 ST 段压低和 1 个 aVR 导联 ST 段抬高。若诊断条件同时满足 aVR 和 V₁ 导联 ST 段抬高，心电图的诊断性能会下降。

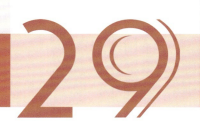

急性左主干闭塞
非 ST 段抬高型

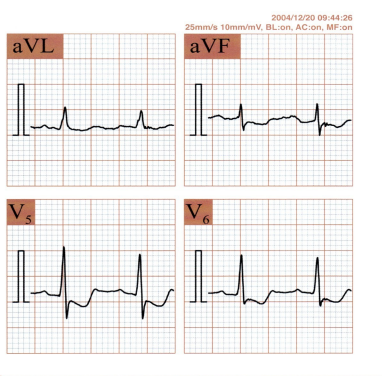

2004/12/20 09:44:26
25mm/s 10mm/mV, BL:on, AC:on, MF:on

aVL

aVF

V₅

V₆

在急性冠状动脉综合征患者中，患者死亡风险最高的当属急性左主干闭塞，因为左主干担负着心脏 63.7% 的供血量，一旦闭塞，患者将面临大面积左心室缺血、左心室功能急剧衰退、心源性休克和心搏骤停的风险[58]。

实际上，临床上抵达医院急诊室的急性左主干闭塞患者，多数为右冠状动脉优势型，左主干为 53.6% 的心肌供血，心电图多数表现为非 ST 段抬高型心肌梗死[58]。

知识数据

对于急性非 ST 段抬高型心肌梗死，ST 段压低的导联个数 ≥ 6 个、ST 段压低振幅 ≥ 2mm、最大压低导联位于 V₄ ~ V₅ 导联以及 aVR 导联 ST 段抬高振幅 ≥ 1mm 等心电图改变，提示预后不佳。

吴丽娟 重庆松山医院

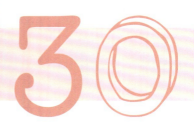
对于左冠状动脉优势型的个体，由于左心室后壁、室间隔后部和下壁心肌由左旋支动脉供血，左主干负责心肌 83.6% 的血液供应，一旦闭塞，患者将面临致命性大面积左心室心肌缺血[58]。

实际上，极少有急性左主干闭塞所致 ST 段抬高型心肌梗死患者能真正抵达医院急诊室，大多数患者在发病初期就死于心源性休克和心搏骤停。

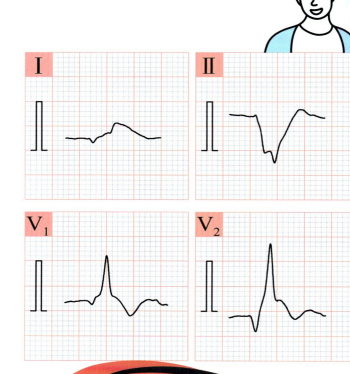

广泛性前壁心肌梗死心电图出现以下特征时，要警惕急性左主干闭塞：①电轴显著左偏，−52°～−70°；②aVL 导联 ST 段抬高；③V₁ 导联 ST 段不抬高；④双束支阻滞，通常是完全性右束支阻滞合并左前分支阻滞；⑤QTc 间期延长，平均 > 446ms；⑥QRS 时限增宽，平均 > 124ms [61]。

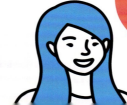

急性广泛前壁心肌梗
时，若心电图无法准确推导
犯血管为左主干或左前降支近
时，首选急性左主干闭塞，因
这是危险程度最高的急性冠
状动脉综合征。

广泛前壁和侧壁心肌梗死时，如果发现 aVR 导联 ST 段抬高振幅大于 V_1 导联 ST 段抬高振幅，高度提示罪犯血管为左主干病变、左前降支联合左旋支急性闭塞。这个心电图指标对于区分急性左主干闭塞和左前降支近段闭塞的准确率达 81%[60]。

2022/03/24 12:49:51
25mm/s 10mm/mV, BL:on, AC:on, MF:on

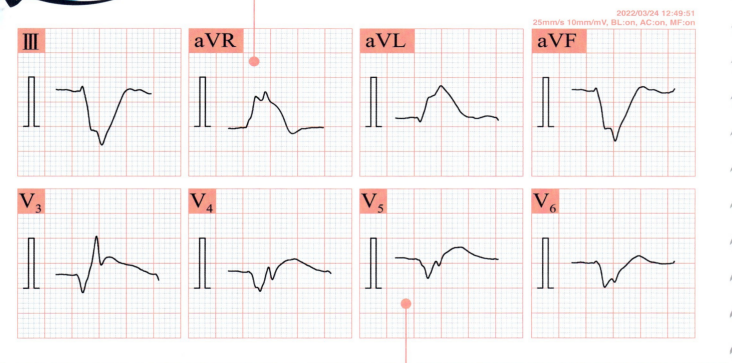

知识数据

迄今，急性左主干闭塞的院内死亡率仍高达 58.6%，其中 28.2% 死于心脏介入治疗手术过程中，15.2% 死于介入术后 24h 的泵衰竭[62]。

急性左主干闭塞时，由于合并室内阻滞、间隔部和侧壁缺血性对抗等因素，ST 段抬高可以不明显或非常轻微，诊断非常困难。

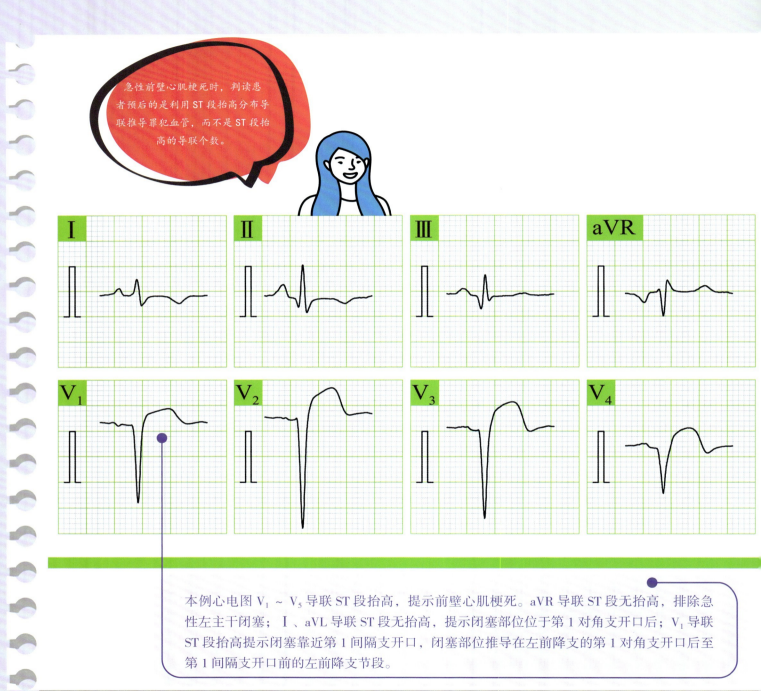

急性前壁心肌梗死时，判读患者预后的是利用 ST 段抬高分布导联推导罪犯血管，而不是 ST 段抬高的导联个数。

I　II　III　aVR

V_1　V_2　V_3　V_4

本例心电图 V_1 ～ V_5 导联 ST 段抬高，提示前壁心肌梗死。aVR 导联 ST 段无抬高，排除急性左主干闭塞；I、aVL 导联 ST 段无抬高，提示闭塞部位位于第 1 对角支开口后；V_1 导联 ST 段抬高提示闭塞靠近第 1 间隔支开口，闭塞部位推导在左前降支的第 1 对角支开口后至第 1 间隔支开口前的左前降支节段。

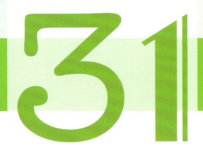

高位左前降支闭塞

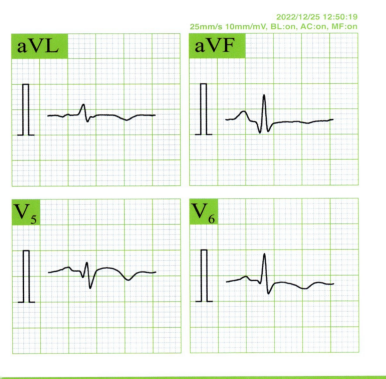

2022/12/25 12:50:19
25mm/s 10mm/mV, BL:on, AC:on, MF:on

aVL　aVF　V$_5$　V$_6$

知识数据

对于人群中分布最多的右冠状动脉优势型个体，左前降支为39%的心肌提供血液[58]。急性心肌梗死时，若发现 V$_2$ 导联 ST 段抬高，提示前壁心肌梗死，罪犯血管为左前降支。

高位左前降支闭塞患者的死亡风险仅次于急性左主干闭塞。

左前降支开口至第 1 间隔支开口之间的节段称为左前降支近段，代表高位左前降支闭塞，心电图标志是 V$_1$ 导联 ST 段抬高且抬高振幅 > aVR 导联[60, 63]。

高位左前降支闭塞包括两种情况，一种情况是第 1 对角支先于第 1 间隔支发出，闭塞部位仅位于第 1 对角支开口以后，第 1 间隔支开口以前的左前降支节段，Ⅰ、aVL 导联无抬高，提示第 1 对角支无波及，不伴高侧壁心肌梗死。

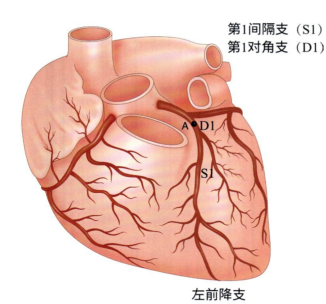

第1间隔支（S1）
第1对角支（D1）

A●D1

S1

左前降支

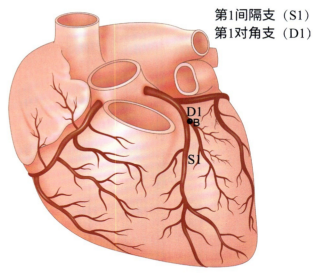

第1间隔支（S1）
第1对角支（D1）

D1
●B

S1

左前降支

①第 1 对角支闭塞引起 I、aVL 导联 ST 段抬高。

②第 1 间隔支闭塞引起 V₁ 导联 ST 段抬高。

③第 1 间隔支开口水平及以上的左前降支节段为左前降支近段。

④当闭塞部位位于 A 位置时，相当于左前降支开口部位或第 1 对角支、第 1 间隔支发出以前的高位左前降支主干闭塞，梗死波及第 1 对角支和第 1 间隔支，心电图 I、aVL、V₁ 导联 ST 段抬高。这种模式可以引起急性高侧壁和广泛前壁心肌梗死。

①第 1 对角支闭塞引起 I、aVL 导联 ST 段抬高。

②第 1 间隔支闭塞引起 V₁ 导联 ST 段抬高。

③第 1 间隔支开口水平及以上的左前降支节段为左前降支近段。

④当闭塞部位位于 B 位置时，闭塞部位局限于第 1 对角支开口，只引起 I、aVL 导联 ST 段抬高，第 1 间隔支不受累，V₁ 导联 ST 段不抬高。这种模式只引起急性高侧壁心肌梗死，心肌梗死范围小于 A 模式。

左前降支近段闭塞解剖示意图
第 1 对角支先于第 1 间隔支发出模式

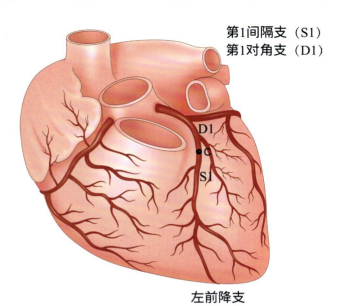

第1间隔支（S1）
第1对角支（D1）

左前降支

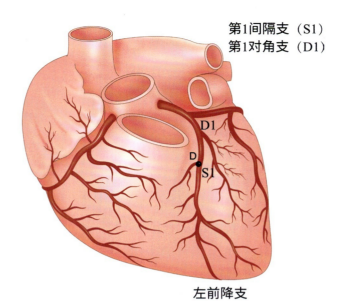

第1间隔支（S1）
第1对角支（D1）

左前降支

①第 1 对角支闭塞引起Ⅰ、aVL 导联 ST 段抬高。

②第 1 间隔支闭塞引起 V₁ 导联 ST 段抬高。

③第 1 间隔支开口水平及以上的左前降支节段为左前降支近段。

④当闭塞部位位于C位置时，闭塞部位远离第 1 对角支，第 1 对角支不受累，Ⅰ、aVL 导联 ST 段不抬高，但波及第 1 间隔支，V₁ 导联 ST 段抬高。这种模式的梗死心电图表现为广泛前壁心肌梗死。

①第 1 对角支闭塞引起Ⅰ、aVL 导联 ST 段抬高。

②第 1 间隔支闭塞引起 V₁ 导联 ST 段抬高。

③第 1 间隔支开口水平及以上的左前降支节段为左前降支近段。

④当闭塞部位位于 D 位置时，闭塞部位局限于第 1 间隔支开口，只引起 V₁ 导联 ST 段抬高，第 1 对角支不受累，Ⅰ、aVL 导联 ST 段不抬高。这种模式只引起局限性前间隔心肌梗死，心肌梗死范围小于 A 模式和 C 模式。

与前一例不同，高位左前降支闭塞的另一种情况是，闭塞同时波及第1间隔支和第1对角支，心电图表现为急性高侧壁和广泛前壁心肌梗死，Ⅰ、aVL和V_1导联ST段抬高。

急性高侧壁和广泛前壁心肌梗死时，可以根据ST段抬高的导联推导左前降支的闭塞部位，推导第1对角支和第1间隔支是否受累，但不能推导第1对角支在解剖上是否先于第1间隔支发出，这需要行冠状动脉造影或冠状动脉CT来证实。

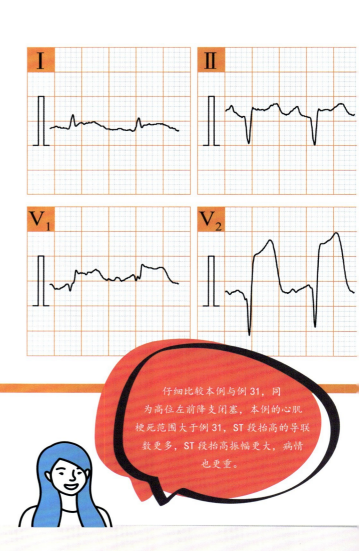

仔细比较本例与例31，同为高位左前降支闭塞，本例的心肌梗死范围大于例31，ST段抬高的导联数更多，ST段抬高振幅更大，病情也更重。

本例心电图诊断为急性高侧壁和广泛前壁心肌梗死，Ⅰ、aVL 和 V_1 导联 ST 段抬高，提示高位左前降支闭塞，闭塞同时波及第 1 对角支和第 1 间隔支开口。

2012/02/18 18:25:27
25mm/s 10mm/mV, BL:on, AC:on, MF:on

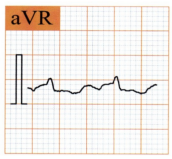

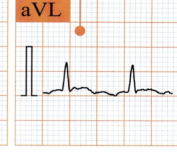

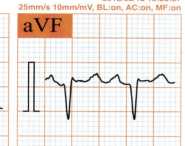

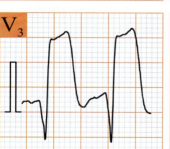

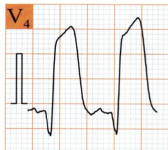

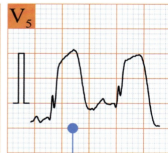

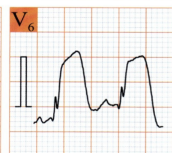

知识数据

墓碑状 ST 段抬高是急性心肌梗死预后不佳的表现，罪犯血管完全或近乎完全性闭塞且合并多支冠状动脉病变，梗死心肌周围缺乏侧支循环。

急性心肌梗死时，当 ST 段显著抬高且抬高振幅超过 R 波振幅时，R 波降支或 QS 波升支会与抬高的 ST 段、直立 T 波融合形成墓碑状 ST 段抬高。

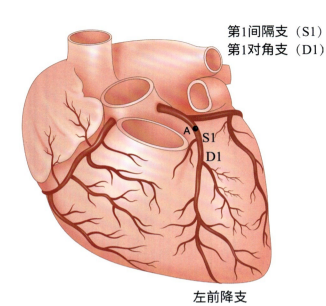

第1间隔支（S1）
第1对角支（D1）

左前降支

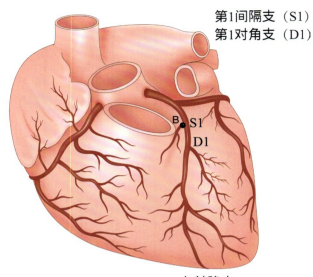

第1间隔支（S1）
第1对角支（D1）

左前降支

①第 1 对角支闭塞引起Ⅰ、aVL 导联 ST 段抬高。

②第 1 间隔支闭塞引起 V_1 导联 ST 段抬高。

③第 1 间隔支开口水平及以上的左前降支节段为左前降支近段。

④当闭塞部位位于 A 位置时，相当于左前降支开口部位或第 1 对角支、第 1 间隔支发出以前的高位左前降支主干闭塞，梗死波及第 1 对角支和第 1 间隔支，心电图Ⅰ、aVL、V_1 导联 ST 段抬高。这种模式可以引起急性高侧壁和广泛前壁心肌梗死。

①第 1 对角支闭塞引起Ⅰ、aVL 导联 ST 段抬高。

②第 1 间隔支闭塞引起 V_1 导联 ST 段抬高。

③第 1 间隔支开口水平及以上的左前降支节段为左前降支近段。

④当闭塞部位位于 B 位置时，闭塞部位局限于第 1 间隔支开口，只引起 V_1 导联 ST 段抬高，第 1 对角支不受累，Ⅰ、aVL 导联 ST 段不抬高。这种模式只引起局限性前间隔心肌梗死，心肌梗死范围小于 A 模式和 C 模式。

左前降支近段闭塞解剖示意图

第 1 对角支后于第 1 间隔支发出模式

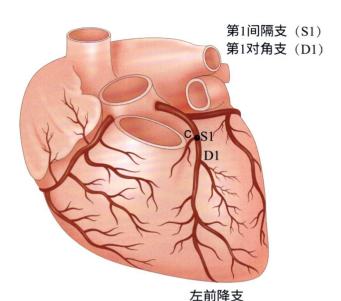

第1间隔支（S1）
第1对角支（D1）

左前降支

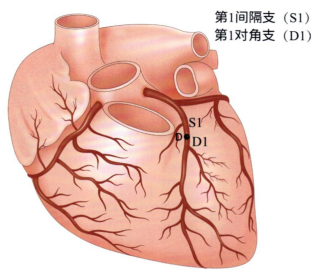

第1间隔支（S1）
第1对角支（D1）

左前降支

① 第 1 对角支闭塞引起 I、aVL 导联 ST 段抬高。

② 第 1 间隔支闭塞引起 V_1 导联 ST 段抬高。

③ 第 1 间隔支开口水平及以上的左前降支节段为左前降支近段。

④ 当闭塞部位位于 C 位置时，闭塞部位不仅波及第 1 间隔支开口，还要波及左前降支主干以及第 1 对角支开口，心电图 I、aVL、V_1 导联 ST 段抬高。这种模式可以引起急性高侧壁和广泛前壁心肌梗死，心电图表现和 A 模式相同。

① 第 1 对角支闭塞引起 I、aVL 导联 ST 段抬高。

② 第 1 间隔支闭塞引起 V_1 导联 ST 段抬高。

③ 第 1 间隔支开口水平及以上的左前降支节段为左前降支近段。

④ 当闭塞部位位于 D 位置时，闭塞部位远离第 1 间隔支，心电图 V_1 导联 ST 段不抬高，属于左前降支中段闭塞，梗死波及第 1 对角支，I、aVL 导联 ST 段抬高。这种模式引起急性高侧壁和局部前壁心肌梗死，胸导联可以出现 $V_2 \sim V_6$ 导联 ST 段抬高或 $V_2 \sim V_4$ 导联 ST 段抬高，取决于第 1 对角支供血范围。

⑤ 左前降支闭塞部位位于第 1 间隔支前为近段，第 1 间隔支与第 1 对角支之间为中段，第 1 对角支以后为远段，后者即使出现广泛性前壁心肌梗死，心电图 I、aVL 和 V_1 导联 ST 段均无抬高，心肌梗死范围小于高位闭塞。

主动脉夹层心肌缺血的发生率为 1% ~ 5%。主动脉夹层最初的误诊率约为 30%，主要误诊为心肌梗死和脑梗死[65]。仔细询问病史，有无胸部撕裂样疼痛，疑诊患者尽快完善血管成像检查。

知识数据

主动脉夹层误诊为心肌梗死的后果可能导致溶栓、抗血小板和抗凝药物的使用不当，从而引起心脏压塞，死亡率从大约 24% 上升至 70% 以上[65]。

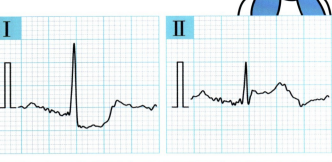

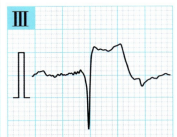

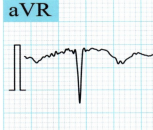

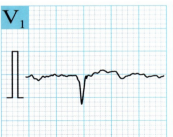

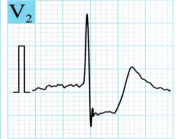

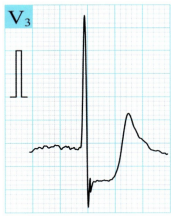

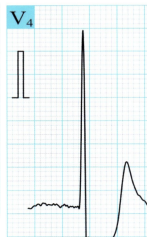

这例急性下壁心肌梗死根据常规罪犯血管推导为右冠状动脉，理由是Ⅲ导联 ST 段抬高振幅＞Ⅱ导联，临床最后确诊为急性主动脉夹层合并急性下壁心肌梗死。

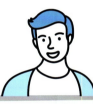

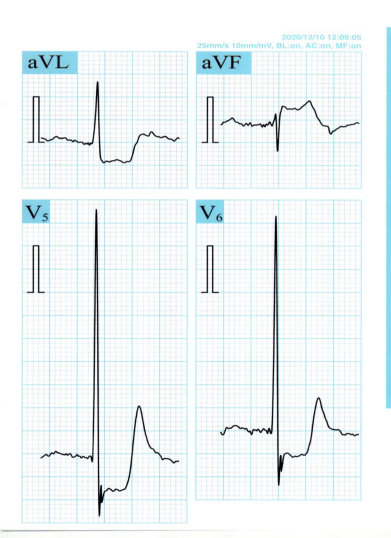

2020/12/10 12:09:05
25mm/s 10mm/mV, BL:on, AC:on, MF:on

通常，急性下壁心肌梗死患者的预后好于急性前壁心肌梗死，然而，一些特殊类型的急性下壁心肌梗死患者也存在致命风险。

急性心肌梗死是主动脉夹层的一种并发症，常见于急性下壁心肌梗死，因为主动脉夹层多数发生于右冠状动脉窦前上方的升主动脉，夹层撕裂延伸至右冠状动脉开口，导致右冠状动脉开口急性闭塞，出现急性下壁心肌梗死。这种情况是主动脉夹层的治疗难点[64]。

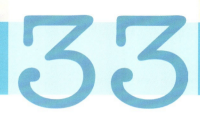

胸痛患者，当 12 导联心电图 Ⅱ、Ⅲ 和 aVF 导联 ST 段抬高时，要考虑急性下壁心肌梗死。

急性下壁心肌梗死的罪犯血管主要为右冠状动脉，判读指标是 Ⅲ 导联 ST 段抬高振幅 > Ⅱ 导联，其次为左旋支动脉，判读指标是 Ⅱ 导联 ST 段抬高振幅 > Ⅲ 导联。此外，还有一部分急性下壁心肌梗死合并前壁心肌梗死，罪犯血管系绕过心尖供血部分下壁的左前降支动脉，判读指标是下壁导联和 V_2 导联 ST 段抬高。

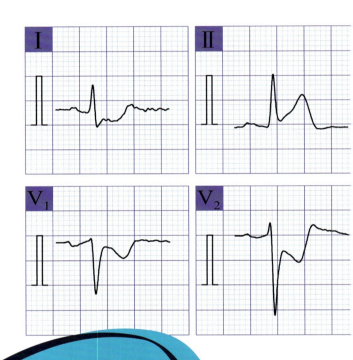

急性下壁心肌梗死时，若发现胸导联出现广泛性 ST 段压低，且最大 ST 段压低位于 $V_4 \sim V_5$ 导联，此类急性下壁心肌梗死患者可能系三支冠状动脉病变或合并左主干病变者，临床风险增高。

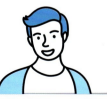

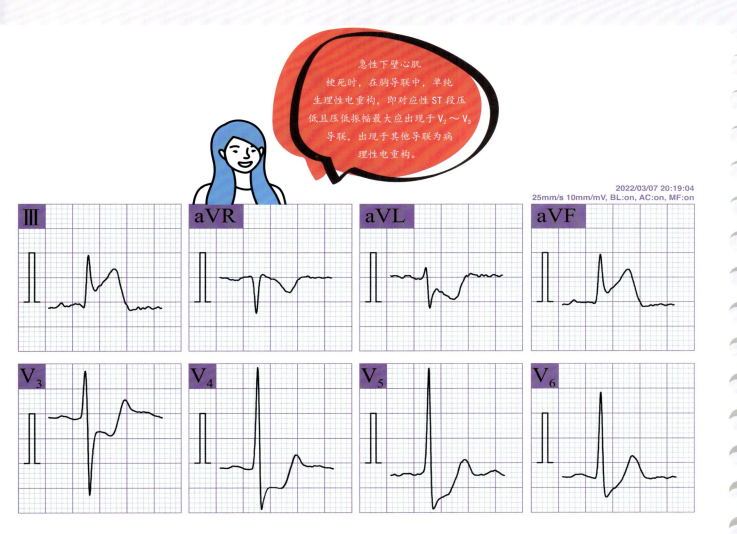

急性下壁心肌梗死时，在胸导联中，单纯生理性电重构，即对应性ST段压低且压低振幅最大应出现于$V_2 \sim V_3$导联，出现于其他导联为病理性电重构。

2022/03/07 20:19:04
25mm/s 10mm/mV, BL:on, AC:on, MF:on

知识数据

相比于急性前壁心肌梗死，急性下壁心肌梗死患者的死亡率为2%～9%，多数为复杂冠状动脉病变患者及右心室受累者[66]。

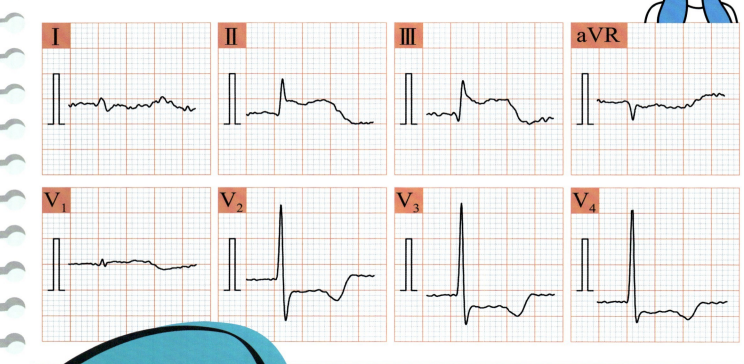

本例心电图典型改变是肢体导联II、III和aVF导联ST段抬高，且III导联ST段抬高振幅＞II导联，提示罪犯血管为右冠状动脉。胸导联V₅、V₆导联ST段抬高，提示左心室前侧壁梗死。

注意V₂导联QRS波呈Rs形态且R/s振幅比值＞1，ST段压低伴T波倒置，提示左心室后壁也存在梗死，V₁导联ST段轻微抬高提示右心室梗死。

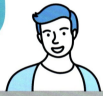

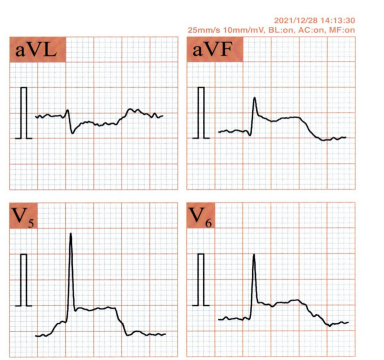

2021/12/28 14:13:30
25mm/s 10mm/mV, BL:on, AC:on, MF:on

无论是右冠状动脉闭塞，还是左旋支动脉闭塞所致的急性下壁心肌梗死，当闭塞部位位于罪犯血管近段时，会产生多部位心肌梗死。

优势型右冠状动脉近段闭塞将导致右心室、下壁、左心室后壁，甚至左心室前侧壁心肌梗死。

优势型左旋支动脉近段闭塞将导致左心室前侧壁、左心室后壁、下壁和部分右心室后壁心肌梗死。

多部位心肌梗死患者预后比单纯下壁心肌梗死差。

知识数据

建议接诊胸痛患者，率先完成18导联心电图采集，全面评估心肌缺血范围。这是因为后壁、右心室梗死不在常规12导联心电图范围内，而且这些部位的ST段抬高回落较快，阅读直接梗死指标比间接镜像指标可靠性高。

低血压和心源性休克是判断大面积肺栓塞的重要临床依据。

急性肺栓塞患者，若出现收缩压 < 90mmHg 或下降程度 ≥ 40mmHg 且持续 > 15min，考虑低血压；休克表现为组织灌注不足和缺氧，包括意识水平改变、少尿或四肢厥冷、湿冷[67]。

大面积肺栓塞的总体死亡率为 18% ~ 65%，接受治疗的患者死亡率为 20%，接受心肺复苏的患者高达 65%[68]。

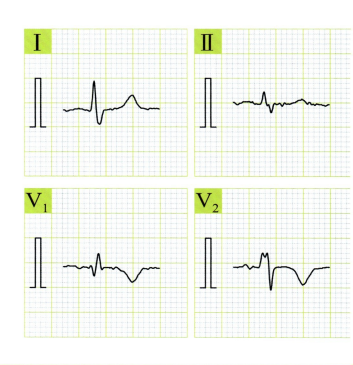

知识数据

急性肺栓塞患者，预示循环不稳定和 30 天内死亡的 6 个心电图指标是心率、$S_I Q_{III} T_{III}$ 图形、完全性右束支阻滞、$V_1 \sim V_4$ 导联 T 波倒置、aVR 导联 ST 段抬高和心房颤动[69]。

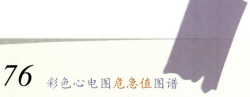

$S_I Q_{III} T_{III}$征诊断急性肺栓塞的敏感度为54%，特异度为64%，是右心室负荷过重的非特异性心电图指标[70]。胸痛患者，若心电图有$S_I Q_{III} T_{III}$征合并$V_1 \sim V_4$导联T波倒置，高度提示为急性肺栓塞。

2013/12/06 13:44:33
25mm/s 10mm/mV, BL:on, AC:on, MF:on

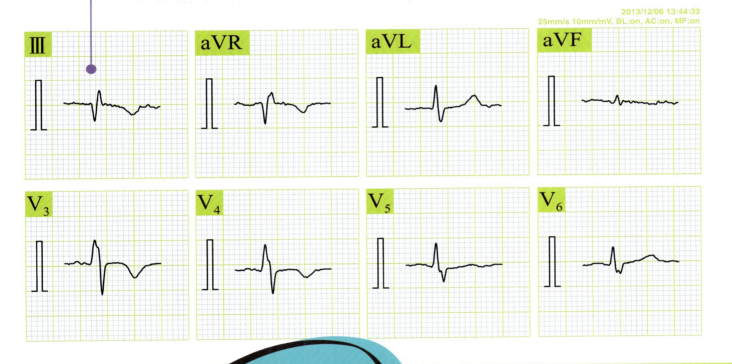

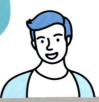

目前尚无可靠的心电图指标能够直接诊断急性肺栓塞，但多个非特异性的心电图指标同时出现时，则有助于临床医生疑诊急性肺栓塞。

图 A 为缓慢的宽 QRS 波逸搏心律，为完全性左束支阻滞图形，可能是缓慢的交界性逸搏心律伴完全性左束支阻滞或起源于右心室的室性逸搏心律。

缓慢的宽 QRS 波
逸搏心律患者需要严密的心电监护，无论患者是交界性逸搏心律伴束支阻滞，还是室性逸搏，逸搏点功能差，逸搏点位置较低，或存在双束支阻滞，一旦逸搏节律丢失，次级起搏点的心率将会更慢。

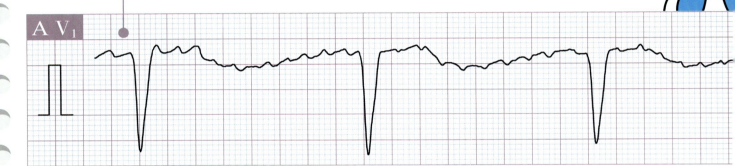

A V₁

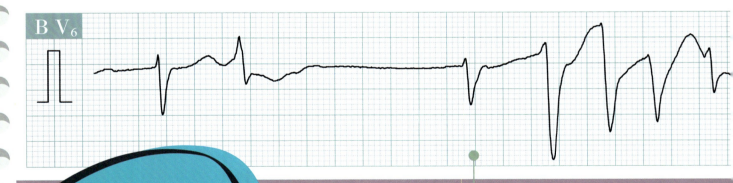

B V₆

三度房室阻滞伴室性逸搏时，一旦发生阵发性室性心动过速，室性心动过速可能对室性逸搏点产生超速抑制，室性心动过速终止后出现长时间心室停搏。

要注意逸搏 QRS 波的 QT 间期是否延长，是否合并复杂的室性心动过速，这些患者有发生恶性室性心律失常的风险。

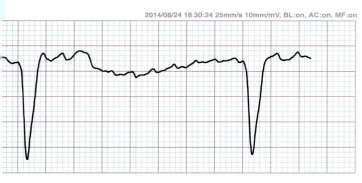

2014/08/24 18:30:24 25mm/s 10mm/mV, BL:on, AC:on, MF:on

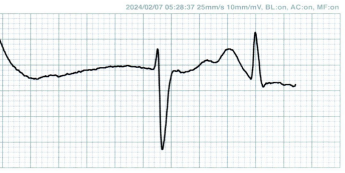

2024/02/07 05:28:37 25mm/s 10mm/mV, BL:on, AC:on, MF:on

三度房室阻滞时，室上性冲动均不能激动心室，心室由交界性逸搏心律或室性逸搏心律控制。

逸搏节律是否及时出现、逸搏节律是否稳定以及是否合并其他心律失常，是三度房室阻滞患者出现临床症状的原因。

尽管随着现代人工心脏起搏器治疗的普及，三度房室阻滞的死亡率已经大幅度降低，但一些患者在植入起搏器前，需要评估其他心脏不良事件的风险。

知识数据

尽管三度房室阻滞在临床常见，但在普通人群中的发病率很低，仅有 0.02% ～ 0.04%[71]。考虑到该疾病的病因，身体健康且无临床症状人群的发病率低至 0.001%[71]。

一些三度房室阻滞患者存在心室电不稳定，在缓慢的逸搏节律基础上，反复发生快速性室性心动过速。室性心动过速的高频率会对逸搏点产生超速抑制，一旦室性心动过速终止，逸搏点功能延迟恢复，将会形成长 R–R 间期，患者出现阿–斯综合征。

针对心室层面的慢–快综合征，盲目使用抗心律失常药物治疗快速性室性心律失常时，有导致心脏停搏的风险。

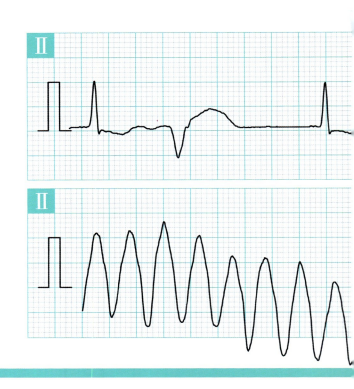

知识数据

急性前壁心肌梗死合并三度房室阻滞时，死亡风险增加 4 倍，急性下壁心肌梗死合并三度房室阻滞时，死亡风险增加 2 倍，其他部位的心肌梗死，死亡风险增加 3 倍[72]。

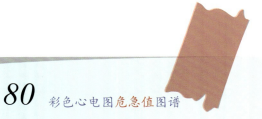

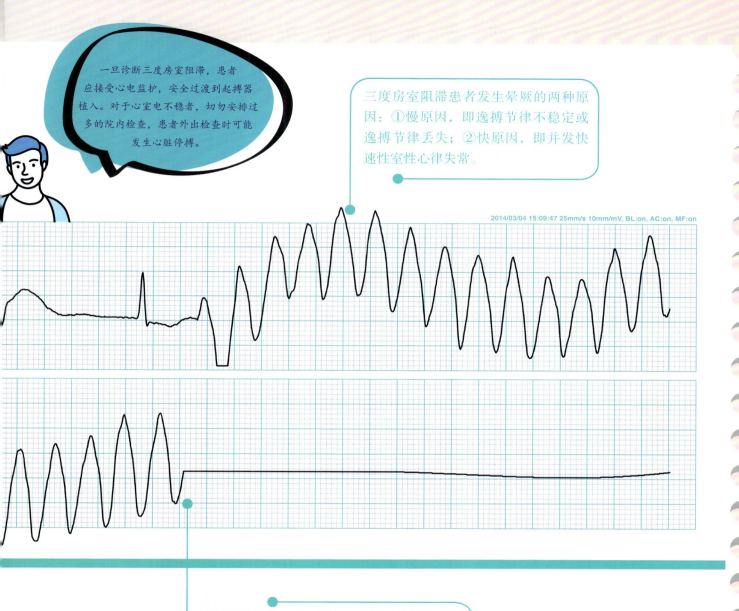

一旦诊断三度房室阻滞，患者应接受心电监护，安全过渡到起搏器植入。对于心室电不稳者，切勿安排过多的院内检查，患者外出检查时可能发生心脏停搏。

三度房室阻滞患者发生晕厥的两种原因：①慢原因，即逸搏节律不稳定或逸搏节律丢失；②快原因，即并发快速性室性心律失常。

2014/03/04 15:09:47 25mm/s 10mm/mV, BL:on, AC:on, MF:on

本例与例 17 为同一患者，图片为不同时间采集的心电图。三度房室阻滞患者，在一次心室扑动发作后，出现长时间的心室停搏。

图 A 和图 B 是同一例患者不同时间采集的心电图，图 A 为高度房室阻滞，期间无逸搏及逸搏心律出现，患者发作阿 – 斯综合征。

房室阻滞时，患者是否出现症状以及症状的严重程度，实际上与阻滞的度数并无关系，而是发生阻滞时，逸搏或逸搏心律是否能稳定出现，换言之，次级起搏点的功能低下，逸搏和逸搏心律丢失是患者出现症状的原因。

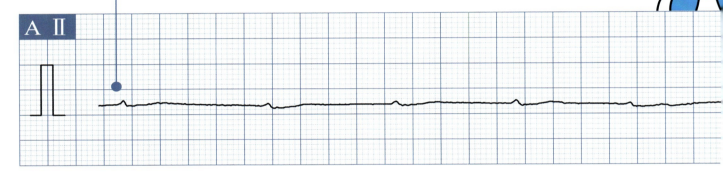

A Ⅱ

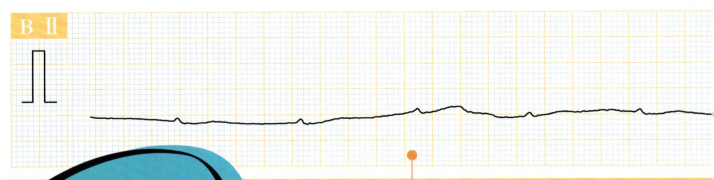

B Ⅱ

高度房室阻滞的阻滞部位可以位于房室结，下传 QRS 波为窄 QRS 波，而阻滞部位位于希氏束 – 浦肯野系统时，下传 QRS 波常为宽 QRS 波。

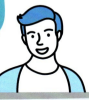

房室阻滞的部位越低或越靠近心室，次级起搏点的功能也越不稳定，容易发生心脏停搏。

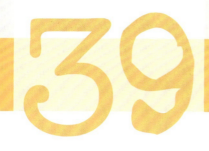
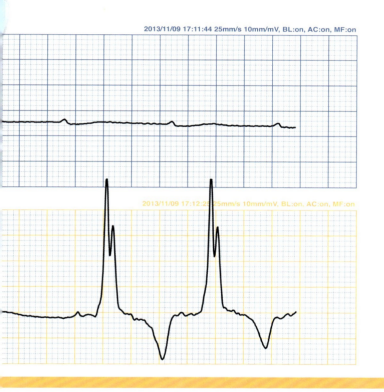

2013/11/09 17:11:44 25mm/s 10mm/mV, BL:on, AC:on, MF:on

2013/11/09 17:12:23 25mm/s 10mm/mV, BL:on, AC:on, MF:on

高度房室阻滞是一种介于 2 ：1 房室阻滞和三度房室阻滞之间的房室阻滞。

高度房室阻滞不能诊断为二度Ⅰ型或二度Ⅱ型房室阻滞，而是单独的一类二度房室阻滞，因为诊断二度Ⅰ型或二度Ⅱ型房室阻滞只能有一个P波被阻滞，而高度房室阻滞是连续≥2个P波被阻滞。

高度房室阻滞如果未能及时出现逸搏，长时间的心室停搏会导致患者出现心动过缓症状。

知识数据

在心脏介入治疗时代，ST段抬高型心肌梗死合并高度房室阻滞的患者，死亡率已经降低至3.2%[72, 73]。

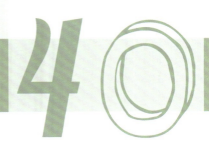
病态窦房结综合征又称窦房结功能障碍，是一种窦房结疾病，窦房结的起搏功能和传导功能受损，产生一系列异常节律。这些异常节律包括房性逸搏心律、加速性房性自主节律、房性心动过速，有时还有交替出现的心动过缓和心动过速，通常称为慢－快综合征。

病态窦房结综合征的这些心律失常可能导致心悸和组织灌注减少，从而使患者出现疲劳、头晕、先兆晕厥和晕厥等症状。

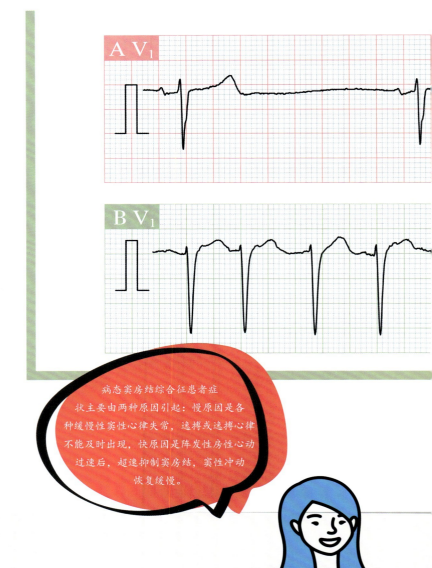

病态窦房结综合征患者症状主要由两种原因引起：慢原因是各种缓慢性窦性心律失常，逸搏或逸搏心律不能及时出现，快原因是阵发性房性心动过速后，超速抑制窦房结，窦性冲动恢复缓慢。

当窦性停搏时间 > 3s 时，多数为病理性原因，少数为生理性原因；当窦性停搏时间在 2 ~ 3s 时，病理性和生理性原因重叠，需要结合临床进行评估。

窦性停搏时间 < 2s 时，多数为生理性原因，少数为病理性原因，无法区分究竟是起搏减慢或起搏停止。

2005/08/27 16:35:34 25mm/s 10mm/mV, BL:on, AC:on, MF:on

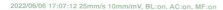

2022/06/06 17:07:12 25mm/s 10mm/mV, BL:on, AC:on, MF:on

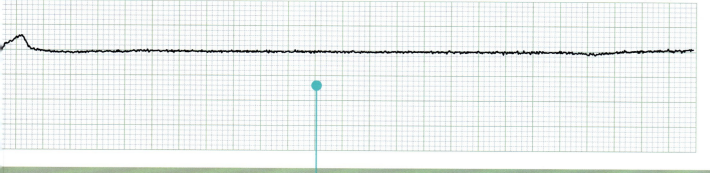

知识数据

普通人群中，病态窦房结综合征的年发病率为（0.4 ~ 1.5）/1000 人次，年死亡率为 55/1000 人次[74]。

阵发性心房颤动停止以后，超速抑制窦房结，由于窦房结本身已经存在病变，窦性冲动恢复的时间非常长，导致长 P-P 间期，逸搏和逸搏心律的丢失提示次级起搏点的功能也很差。

严重的窦性心动过缓，特别是 < 40 次 / 分时，主要鉴别诊断包括窦房结起搏功能差、2 ：1 窦房阻滞、未下传的房性期前收缩二联律，除非心率变动，恒定的严重窦性心动过缓无法区分起搏异常和窦房传导异常。

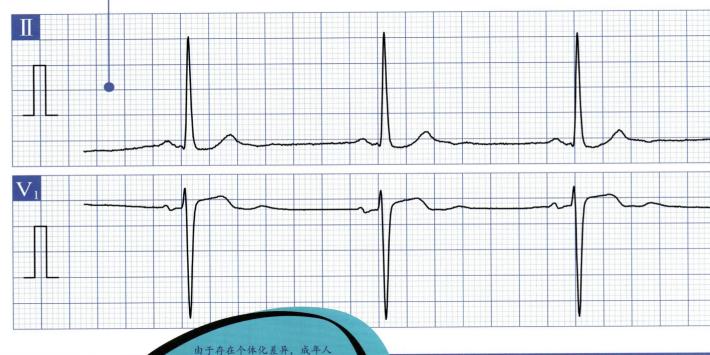

II

V₁

由于存在个体化差异，成年人的窦性心动过缓缓慢至多少次才需要医学干预，目前尚无共识。在心室舒张末期、充足的充盈时间和80% 射血分数的情况下，仅 4L/min 的临界输出也需要至少 20 次 / 分的心率 [76]。

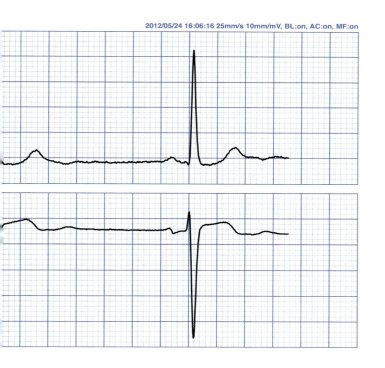

2012/05/24 16:06:16 25mm/s 10mm/mV, BL:on, AC:on, MF:on

窦性心动过缓是临床常见的缓慢性心律失常，只要患者血流动力学稳定，无缓慢性心律失常相关症状，则无须处理。

目前，我国和欧洲习用诊断窦性心动过缓的指标是窦性心律的频率 < 60 次 / 分，AHA 推荐诊断窦性心动过缓的标准是窦性心律的频率 < 50 次 / 分，这个标准适用于诊断病态窦房结综合征的窦性心动过缓[75]。

知识数据

通常，无症状、一过性的窦性心动过缓不需要治疗。病态窦房结综合征患者，长期窦性心动过缓 < 40 次 / 分，有缓慢性心律失常相关症状，建议接受起搏器治疗 [77]。

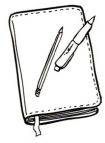

Reference

参考文献

[1] SCA-aware.org. About sudden cardiac arrest: latest statistics[EB/OL]. (2023)[2024-11-18].https://www.sca-aware.org/about-sudden-cardiac-arrest/latest-statistics.

[2] ACLSonline.us. Rhythms: pulseless electrical activity[EB/OL]. (2023)[2024-11-18].https://www.aclsonline.us/rhythms/pulseless-electrical-activity/.

[3] Wikipedia. Pulseless electrical activity[EB/OL]. (2023)[2024-11-18].https://en.wikipedia.org/wiki/Pulseless_electrical_activity.

[4] NCBI. NBK537120[EB/OL]. (2023)[2024-11-18]. https://www.ncbi.nlm.nih.gov/books/NBK537120/.

[5] Wikipedia. Ventricular fibrillation[EB/OL]. (2023) [2024-11-18].https://en.wikipedia.org/wiki/Ventricular_fibrillation.

[6] Tsao CW, Aday AW, Almarzooq ZI, et al. Heart Disease and Stroke Statistics-2023 Update: A Report From the American Heart Association[J]. Circulation, 2023, 147(8):e93-e621.

[7] NCBI. MedGen 56266[EB/OL]. (2023)[2024-11-18]. https://www.ncbi.nlm.nih.gov/medgen/56266.

[8] Viskin S, Ish-Shalom M, Koifman E, et al. Ventricular flutter induced during electrophysiologic studies in patients with old myocardial infarction: clinical and electrophysiologic predictors, and prognostic significance[J]. J Cardiovasc Electrophysiol, 2003,

14(9):913-919.

[9] UpToDate. Syncope: fainting-beyond-the-basics[EB/OL]. (2023)[2024-11-18]. https://www.uptodate.com/contents/syncope-fainting-beyond-the-basics/print.

[10] Issa ZF, Miller JM, Zipes DP. Clinical Arrhythmology and Electrophysiology[M]. Amsterdam: Elsevier, Inc, 2019:748-815.

[11] Brian OB, Mina KC, Steven M, et al. Arrhythmia Essentials (Second Edition)[M].Amsterdam: Elsevier, Inc, 2017: 219-277.

[12] Márquez MF, Totomoch-Serra A, Rueda A, et al. Basic and Clinical Insights in Catecholaminergic (Familial) Polymorphic Ventricular Tachycardia[J]. Rev Invest Clin, 2019, 71(4):226-236.

[13] Cummings ED, Swoboda HD. Digoxin Toxicity[M/OL]. In: StatPearls. Treasure Island (FL): StatPearls Publishing,(2024-01)[2023-03-04]. https://www.ncbi.nlm.nih.gov/books/NBK470568/.

[14] Chakraborty P, Isser HS, Arava S, et al. Unusual Cause of Bidirectional Ventricular Rhythm[J]. JACC Case Rep, 2019, 1(1):21-26.

[15] Wikipedia. Andersen–Tawil syndrome[EB/OL]. (2023)[2024-11-18]. https://en.wikipedia.org/wiki/Andersen%E2%80%93Tawil_syndrome.

[16] Mazur A, Kusniec J, Strasberg B. Bundle branch reentrant ventricular tachycardia[J]. Indian Pacing Electrophysiol J, 2005,5(2): 86-95.

[17] Issa ZF, Miller JM, Zipes DP. Clinical Arrhythmology and Electrophysiology[M]. Amsterdam: Elsevier, Inc, 2019: 897-906.

[18] Antiperovitch P, Skanes A, Klein G, et al. Approach to a patient with asymptomatic preexcitation[J]. Heart, 2023, 109(16):1254-1259.

[19] Skov MW, Rasmussen PV, Ghouse J, et al. Electrocardiographic Preexcitation and Risk of Cardiovascular Morbidity and Mortality: Results From the Copenhagen ECG Study[J]. Circ Arrhythm Electrophysiol, 2017, 10(6): e004778.

[20] Turitto G, Akhrass P, Leonardi M, et al. Atrial flutter with spontaneous 1:1 atrioventricular conduction in adults: an uncommon but frequently missed cause for syncope/presyncope[J]. Pacing Clin Electrophysiol, 2009, 32(1):82-90.

[21] Falk RH. Proarrhythmia in patients treated for atrial fibrillation or flutter[J]. Ann Intern Med, 1992, 117(2):141-150.

[22] Benchimol A, Liggett MS. Cardiac

hemodynamics during stimulation of the right atrium, right ventricle, and left ventricle in normal and abnormal hearts[J]. Circulation,1966,33(6):933-944.

[23] Samet P. Hemodynamic sequelae of cardiac arrhythmias[J]. Circulation, 1973,47(2):399-407.

[24] Leitch JW, Klein GJ, Yee R, et al. Syncope associated with supraventricular tachycardia. An expression of tachycardia rate or vasomotor response?[J]. Circulation, 1992, 85(3):1064-1071.

[25] Soulaidopoulos S, Arsenos P, Doundoulakis I, et al. Syncope associated with supraventricular tachycardia: Diagnostic role of implantable loop recorders[J]. Ann Noninvasive Electrocardiol, 2021,26(5):e12850.

[26] Brugada J, Katritsis DG, Arbelo E, et al. 2019 ESC Guidelines for the management of patients with supraventricular tachycardia[J]. Eur Heart J, 2020,41(5):655-720.

[27] Prisco AR, Castro JR, Roukoz H, et al. Premature Ventricular Complexes: Benign versus Malignant - How to approach?[J]. Indian Pacing Electrophysiol J, 2023, 23(6):189-195.

[28] Marrakchi S, Badenco N, Schumacher S, et al. Focus on malignant ventricular premature contractions[J]. Ann Cardiol Angeiol (Paris),2023,72(5):101662.

[29] Giordani AS, Baritussio A, Vicenzetto C, et al. Fulminant Myocarditis: When One Size Does Not Fit All - A Critical Review of the Literature[J]. Eur Cardiol,2023,18:e15.

[30] Montero S, Abrams D, Ammirati E, et al. Fulminant myocarditis in adults: a narrative review[J]. J Geriatr Cardiol, 2022, 19(2):137-151.

[31] Ammirati E, Veronese G, Brambatti M, et al. Fulminant Versus Acute Nonfulminant Myocarditis in Patients With Left Ventricular Systolic Dysfunction[J]. J Am Coll Cardiol,2019,74(3):299-311.

[32] Rosano GMC, Tamargo J, Kjeldsen KP, et al. Expert consensus document on the management of hyperkalaemia in patients with cardiovascular disease treated with renin angiotensin aldosterone system inhibitors[J]. Eur Heart J Cardiovasc Pharmacother,2018,4(3):180-188.

[33] Simon LV, Hashmi MF, Farrell MW. Hyperkalemia[M/OL]. In: StatPearls. Treasure Island (FL): StatPearls Publishing,(2024-01) [2023-09-04]. https://www.ncbi.nlm.nih.gov/books/NBK470284/.

[34] RENAL ASSOCIATION. RENAL ASSOCIATION Hyperkalaemia Guideline - JULY 2022 V2_0[EB/OL].(2022-07)[2024-11-18].https://ukkidney.org/sites/renal.org/files/RENAL%20ASSOCIATION%20HYPERKALA EMIA%20GUIDELINE%20-%20JULY%202022%20V2_0.pdf.

[35] Durfey N, Lehnhof B, Bergeson A, et al. Severe Hyperkalemia: Can the Electrocardiogram Risk Stratify for Short-term Adverse Events?[J]. West J Emerg Med, 2017, 18(5): 963-971.

[36] Castro D, Sharma S. Hypokalemia[M/OL]. In: StatPearls. Treasure Island (FL): StatPearls Publishing,(2024-01)[2024-03-01]. https://www.ncbi.nlm.nih.gov/books/NBK482465/.

[37] Kardalas E, Paschou SA, Anagnostis P, et al. Hypokalemia: a clinical update[J]. Endocr Connect, 2018, 7(4): R135-R146.

[38] Makinouchi R, Machida S, Matsui K, et al. Severe hypokalemia in the emergency department: A retrospective, single-center study[J]. Health Sci Rep, 2022, 5(3): e594.

[39] Marti G, Schwarz C, Leichtle AB, et al. Etiology and symptoms of severe hypokalemia in emergency department patients[J]. Eur J Emerg Med, 2021, 21(1): 46-51.

[40] Rautaharju PM, Surawicz B, Gettes LS, et al. AHA/ACCF/HRS recommendations for the standardization and interpretation of the electrocardiogram: part IV: the ST segment, T and U waves, and the QT interval[J]. Circulation, 2009, 119(10): e241-250.

[41] Weaver WF, Burchell HB. Serum potassium and the electrocardiogram in hypokalemia[J]. Circulation, 1960, 21(4): 505-521.

[42] Udensi UK, Tchounwou PB. Potassium Homeostasis, Oxidative Stress, and Human Diseases[J]. Int J Clin Exp Physiol, 2017, 4(3): 111-122.

[43] Kjeldsen K. Hypokalemia and sudden cardiac death[J]. Exp Clin Cardiol, 2010, 15(4): e96-99.

[44] Cabahug MC, Vempati A. Torsade de Pointes Due to Hypokalemia and Hypomagnesemia[J]. J Educ Teach Emerg Med, 2022, 7(4): S27-S51.

[45] Omairi AM, Pandey S. Targeted Temperature Management[M/OL]. In: StatPearls. Treasure Island (FL): StatPearls Publishing,(2024-01)[2023-06-25]. https://www.ncbi.nlm.nih.gov/books/NBK556124/.

[46] Duong H, Patel G. Hypothermia[M/OL]. In: StatPearls. Treasure Island (FL): StatPearls Publishing,(2024-01)[2024-01-19]. https://www.

ncbi.nlm.nih.gov/books/NBK545239/.

[47] Chhabra L, Devadoss R, Liti B, et al. Electrocardiographic changes in hypothermia: a review[J]. Ther Hypothermia Temp Manag, 2013, 3(2): 54-62.

[48] Rolfast CL, Lust EJ, de Cock CC. Electrocardiographic changes in therapeutic hypothermia[J]. Crit Care, 2012, 16(3): R100.

[49] Wikipedia. Aconitine[EB/OL]. https://en.wikipedia.org/wiki/Aconitine.

[50] Chan TY. Aconite poisoning[J]. Clin Toxicol (Phila), 2009 ,47(4):279-85.

[51] Rehman R, Hai O. Digitalis Toxicity[M/OL]. In: StatPearls. Treasure Island (FL): StatPearls Publishing,(2024-01)[2023-05-01]. https://www.ncbi.nlm.nih.gov/books/NBK459165/.

[52] Cummings ED, Swoboda HD. Digoxin Toxicity[M/OL]. In: StatPearls. Treasure Island (FL): StatPearls Publishing,(2024-01)[2023-03-04]. https://www.ncbi.nlm.nih.gov/books/NBK470568/.

[53] Miner B, Grigg WS, Hart EH. Wellens Syndrome[M/OL]. In: StatPearls. Treasure Island (FL): StatPearls Publishing,(2024-01)[2023-07-31]. https://www.ncbi.nlm.nih.gov/books/NBK482490/.

[54] Miller DD, Waters DD, Szlachcic J, et al. Clinical characteristics associated with sudden death in patients with variant angina[J]. Circulation, 1982, 66(3): 588-592.

[55] Patel K, Hipskind JE. Cardiac Arrest[M/OL]. In: StatPearls. Treasure Island (FL): StatPearls Publishing,(2024-01)[2023-04-07]. https://www.ncbi.nlm.nih.gov/books/NBK534866/.

[56] Vilela EM, Braga JP. The de Winter ECG Pattern[M/OL]. In: StatPearls. Treasure Island (FL): StatPearls Publishing,(2024-01)[2024-01-31]. https://www.ncbi.nlm.nih.gov/books/NBK557573/.

[57] Koechlin L, Strebel I, Zimmermann T, et al. Hyperacute T Wave in the Early Diagnosis of Acute Myocardial Infarction[J]. Ann Emerg Med, 2023, 82(2): 194-202.

[58] Kalbfleisch H, Hort W. Quantitative study on the size of coronary artery supplying areas postmortem[J]. Am Heart J, 1977, 94(2): 183-188.

[59] Writing Committee, Kontos MC, de Lemos JA, et al. 2022 ACC Expert Consensus Decision Pathway on the Evaluation and Disposition of Acute Chest Pain in the Emergency Department: A Report of the American College of Cardiology Solution Set Oversight Committee[J]. J Am Coll

Cardiol, 2022, 80(20): 1925-1960.

[60] Yamaji H, Iwasaki K, Kusachi S, et al. Prediction of acute left main coronary artery obstruction by 12-lead electrocardiography[J]. J Am Coll Cardiol, 2001, 38(5): 1348-1354.

[61] Gutiérrez-Barrios A, Mialdea-Salmerón D, Cañadas-Pruaño D, et al. Electrocardiographic findings in true acute left main coronary total occlusion a subanalysis from ATOLMA registry[J]. J Electrocardiol, 2021, 68: 48-52.

[62] Gutiérrez-Barrios A, Gheorghe L, Camacho Freire S, et al. Primary Angioplasty in a Catastrophic Presentation: Acute Left Main Coronary Total Occlusion-The ATOLMA Registry[J]. J Interv Cardiol, 2020, 2020: 5246504.

[63] Bansal K, Gore M, Afzal M, et al. Anterior Myocardial Infarction[M/OL]. In: StatPearls. Treasure Island (FL):StatPearls Publishing,(2024-01)[2024-02-12]. https://www.ncbi.nlm.nih.gov/books/NBK562234/.

[64] Chen A, Ren X. Aortic Dissection Manifesting as ST-Segment-Elevation Myocardial Infarction[J]. Circulation, 2015, 131(21): e503-504.

[65] Cai J, Cao Y, Yuan H, et al. Inferior myocardial infarction secondary to aortic dissection associated with bicuspid aortic valve[J]. J Cardiovasc Dis Res, 2012, 3(2): 138-142.

[66] Warner MJ, Tivakaran VS. Inferior Myocardial Infarction[J]. StatPearls [Internet]. Treasure Island (FL): StatPearls Publishing; 2024 Jan–. PMID: 29262146.

[67] Kucher N, Goldhaber SZ. Management of massive pulmonary embolism[J]. Circulation, 2005, 112(2): e28-32.

[68] Bělohlávek J, Dytrych V, Linhart A. Pulmonary embolism, part I: Epidemiology, risk factors and risk stratification, pathophysiology, clinical presentation, diagnosis and nonthrombotic pulmonary embolism[J]. Exp Clin Cardiol, 2013, 18(2): 129-138.

[69] Shopp JD, Stewart LK, Emmett TW, et al. Findings From 12-lead Electrocardiography That Predict Circulatory Shock From Pulmonary Embolism: Systematic Review and Meta-analysis[J]. Acad Emerg Med, 2015, 22(10): 1127-1137.

[70] Yasser MHE. McGinn-White Sign or S1Q3T3 Pattern in Pulmonary Embolism; Significance and Differential Diagnosis; Narrative Updating Review[J]. International Journal of Research Studies in Medical and Health Sciences, 2020, 5(11): 15-24.

[71] Knabben V, Chhabra L, Slane M. Third-Degree Atrioventricular Block[M/OL]. In: StatPearls. Treasure Island (FL): StatPearls Publishing(2024-01)[2023-07-31]. https://www.ncbi.nlm.nih.gov/books/NBK545199/.

[72] Harikrishnan P, Gupta T, Palaniswamy C, et al. Complete Heart Block Complicating ST-Segment Elevation Myocardial Infarction: Temporal Trends and Association With In-Hospital Outcomes[J]. JACC Clin Electrophysiol, 2015, 1(6): 529-538.

[73] Gang UJ, Hvelplund A, Pedersen S, et al. High degree atrioventricular block complicating ST-segment elevation myocardial infarction in the era of primary percutaneous coronary intervention[J]. Europace, 2012, 14(11): 1639-1645.

[74] Alonso A, Jensen PN, Lopez FL, et al. Association of sick sinus syndrome with incident cardiovascular disease and mortality: the Atherosclerosis Risk in Communities study and Cardiovascular Health Study[J]. PLoS One, 2014, 9(10): e109662.

[75] Kusumoto FM, Schoenfeld MH, Barrett C, et al. 2018 ACC/AHA/HRS Guideline on the Evaluation and Management of Patients With Bradycardia and Cardiac Conduction Delay: A Report of the American College of Cardiology/American Heart Association Task Force on Clinical Practice Guidelines and the Heart Rhythm Society[J]. Circulation, 2019, 140(8): e382-e482.

[76] Dakkak W, Doukky R. Sick Sinus Syndrome[M/OL]. In: StatPearls. Treasure Island (FL): StatPearls Publishing(2024-01)[2023-07-17]. https://www.ncbi.nlm.nih.gov/books/NBK470599/.

[77] Dreifus LS, Michelson EL, Kaplinsky E. Bradyarrhythmias: clinical significance and management[J]. J Am Coll Cardiol, 1983, 1(1): 327-338.